この本を読めば10年後のあなたが変わる

女性が体の不調を感じたら まずは婦人科へGO

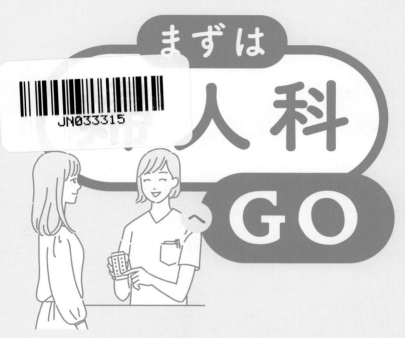

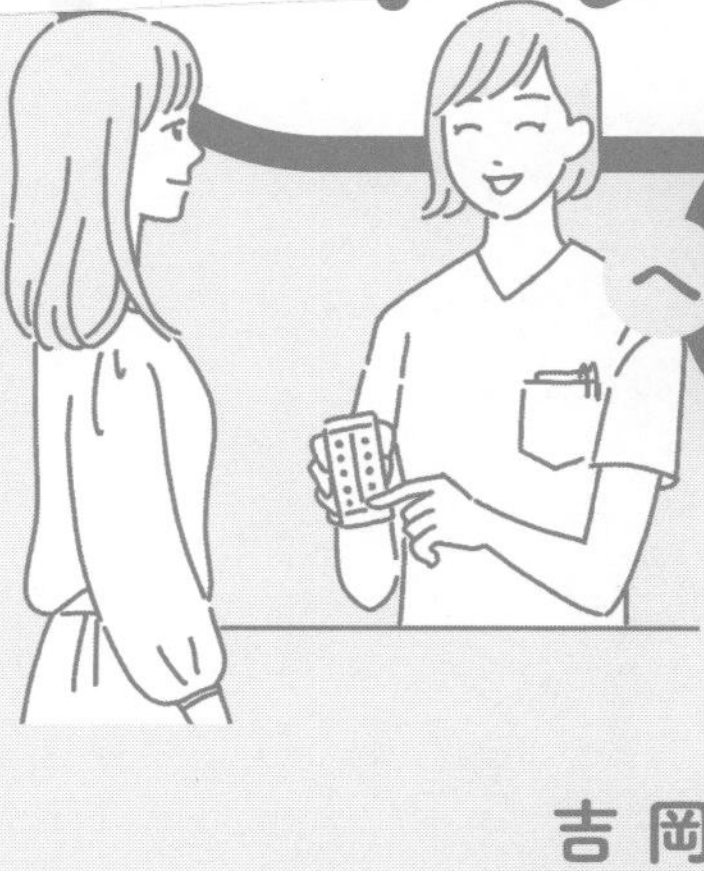

吉岡範人
医師・婦人科腫瘍専門医

現代書林

はじめに

毎日を快適にするために婦人科を活用してほしい

本書は、**〝初めての婦人科診療〟をテーマに、女性のからだの症状や悩み、女性の一生に起こること、そして婦人科があなたにできることを、できるだけわかりやすくお伝えしたい**と思っています。

本書を手に取ってくださったあなたも、何らかの女性特有の悩みをお持ちかもしれません。私は長年の診療の中で、自分たち（婦人科医）にとっては当然のように思っている婦人科医療のあれこれが、患者さんにとっては未知のものであることに気が付きました。

本書はそんな経験も交えながら、みなさんの悩みや不安に寄り添うような本にしていきたいと思っています。「婦人科はちょっと行きづらい」、「どこまで悪くなれば受診していいのかわからない」、「以前通っていたクリニックの先生とうまくいかなかった」……。そんな心配をされている方もいらっしゃるかもしれません。

そんな悩みも払拭できて、みなさんが前向きになっていただけたらうれしく思います。そして、**かかりつけの婦人科医を見つけるお手伝い**ができればうれしいです。

ここで、私自身の簡単な自己紹介をさせてください。私は現在、横浜市で産婦人科クリニックの院長を務めています。出身は千葉県市川市で、実家は代々続く産婦人科（産院）でした。父が医師、母が助産師でしたから、一家が24時間、仕事とともにあるような状態です。緊急手術が入ってしまい、夕ご飯が夜中になるとか、深夜にお産が始まってバタバタするとか、そういうことが日常でした。家族旅行にはほとんど行ったことがないし、出掛けたとしても、お産があれば呼び出されてすぐに引き返すことが当たり前でした。とにかく「何があろうと仕事が優先」という意識が家族全員に共有されていました。

私も10歳ぐらいになると親の大変さを理解するようになり、自分で食事を用意できるようになりました。家業の手伝いもよくしていました。といっても治療は手伝えないので、手術を手伝いに来ている先生や看護師さんに飲み物を出すとか、食事の手配をするといったことが担当でした。要は先生方が気持ちよく働いていただけるよう、接待的な役割です。子どもながらに「仕事でお疲れの先生方をケアしなければ」という、それなりにホスピタリティめいた意識があり、それで先生方に喜んでもらえるのはうれしいことでした。

そんな環境で育った私が産婦人科医を志したのはごく自然の流れでした。医大に進学し、医師免許を取得した後は、そのまま母校の産婦人科で16年間、勤務しました。

大学では「婦人科腫瘍」、いわゆる婦人科のがんを専門としていましたが、勤めていた大学病院の特質上、婦人科腫瘍のみならず、周産期、更年期、不妊相談まで幅広く患者さんを診てきました。また若手の育成にも力を入れてきました。2013年から2014年にはカナダのブリティッシュコロンビア大学への留学も経験しました。

その後、縁あって現在のクリニックを前院長から引き継ぐ形で、開業に至りました。それまでの経営方針を継続してもよかったのですが、せっかく院長となったのだから、何か自分ならではの独自性を打ち出していきたいと思いました。

そこで考えたのが**「医療にプラスαの付加価値をつけていく」**ということ。たとえば「医療に脱毛を組み合わせる」、「医療に訪問診療を組み合わせる」といったことを始めました。

経済学の中に「既存値×既存値＝ダイバーシティ」という言葉がありますが、これは既存のものと既存のものを掛け合わせると、ダイバーシティ（多様性）という新たなものを創造できるという考え方です。それが今の経済界のトレンドとなっていることを後から知り、少々驚きました。

医療脱毛は、もちろん若い人からもニーズが高いのですが、近年では介護を受ける高齢者の方が脱毛されることが話題となっています。また、美容注射やメディカルコスメなどの美容医療も取り入れています。

当院を訪れてくれた患者さんが、「あれもいいな」「これもやってみたい」と思ってくれるようなメニューを用意したいと考えています。

さらに当院では訪問診療も行っています。大学病院での専門を生かし、主に婦人科がんの終末期の患者さんを診ています。体調の悪い中、クリニックに出向いて待合室で長時間待つのは大変なことです。訪問診療を行うことで患者さんが少しでもラクに、有意義に時間を過ごしていただければという思いで行っています。「ものすごく多忙なのに、訪問までするのですか」とよく驚かれますが、患者さんご本人とご家族から本当に感謝していただくことが多いので、時間のやりくりは大変ですが、やってよかったと思っています。

診察のシステムも思い切って改革しました。当院には、たくさんの患者さんがいらっしゃいます。一般的なクリニックと比較すると、およそ2倍です。

そうすると、普通に患者さんに「どうされましたか?」と聞いて、おもむろに診察を始めていたのでは、とても回りません。患者さんも長時間待たせることになってしまいます。

そこで考えたのが、看護師があらかじめ丁寧に話を聞き、カルテに詳細を記入した上で私が診察を行い、診察後はまた看護師が引き取ってフォローするというシステムです。患者さんも待ち時間が少なくて済むこと、また医師にはちょっと聞きづらいことでも看護師になら話しやすいということで、とても好評をいただいています。

これも後から知ったのですが、アメリカではこうしたシステムがごく一般的に採用されているようです。また、女性医師を希望する患者さんにも好評です。

このようにクリニックとして曲がりなりにも基盤が整ったところで、婦人科診療に長く関わってきた現役の医師として、婦人科医療について広く発信していくという段階に来ていることを感じています。

というのも、**多くの方が婦人科に対して、必要以上に構えているというか、気後れされていることが多い**からです。「こんなことで受診していいのかな」「この症状って婦人科なの？」とためらって、なかなか受診されないというケースはたくさんあります。

また日本人は「我慢に我慢を重ねて悪化してから受診する」という人も少なくありません。

ですが、私が強調したいのは、**婦人科はもっと気軽に受診していい**ということなのです。「こんなことで行っていいの？」という遠慮はまったく不要です。「軽いけど生理痛があって辛い思いをしている」「避妊が心配」「なんか調子が悪いけど更年期障害かどうかわからない」といった、「**ちょっとした悩み」でもどんどん受診していい**のです。そういう意味では「生活の質」をより良くするために、ぜひ婦人科を活用していただきたいのです。

婦人科は思春期から高齢者になるまで、女性の一生に寄り添う医療を提供する場所です。

私も患者さんからは「気さくで親しみやすい」「先生と話しているとホッとする」などと言っていただけることがあります。本書にそのような私のキャラクターが反映され、みなさんが楽しく、気軽に婦人科医療について理解を深めてくださればありがたいことだと思っています。

2023年11月

医師・婦人科腫瘍専門医　吉岡範人

みなさんは「婦人科」に
どんなイメージを持っていますか？
……そうですよね。
たとえば「生理痛が辛い」なら、
どの程度で受診していいのか、
判断が難しいですし、
少し不安もありますよね。
ちょっとした〝壁〟を
感じている方が
多いのかもしれません。

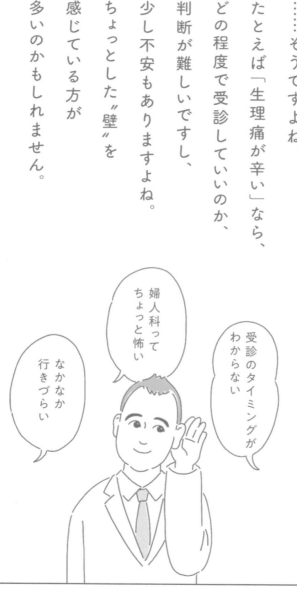

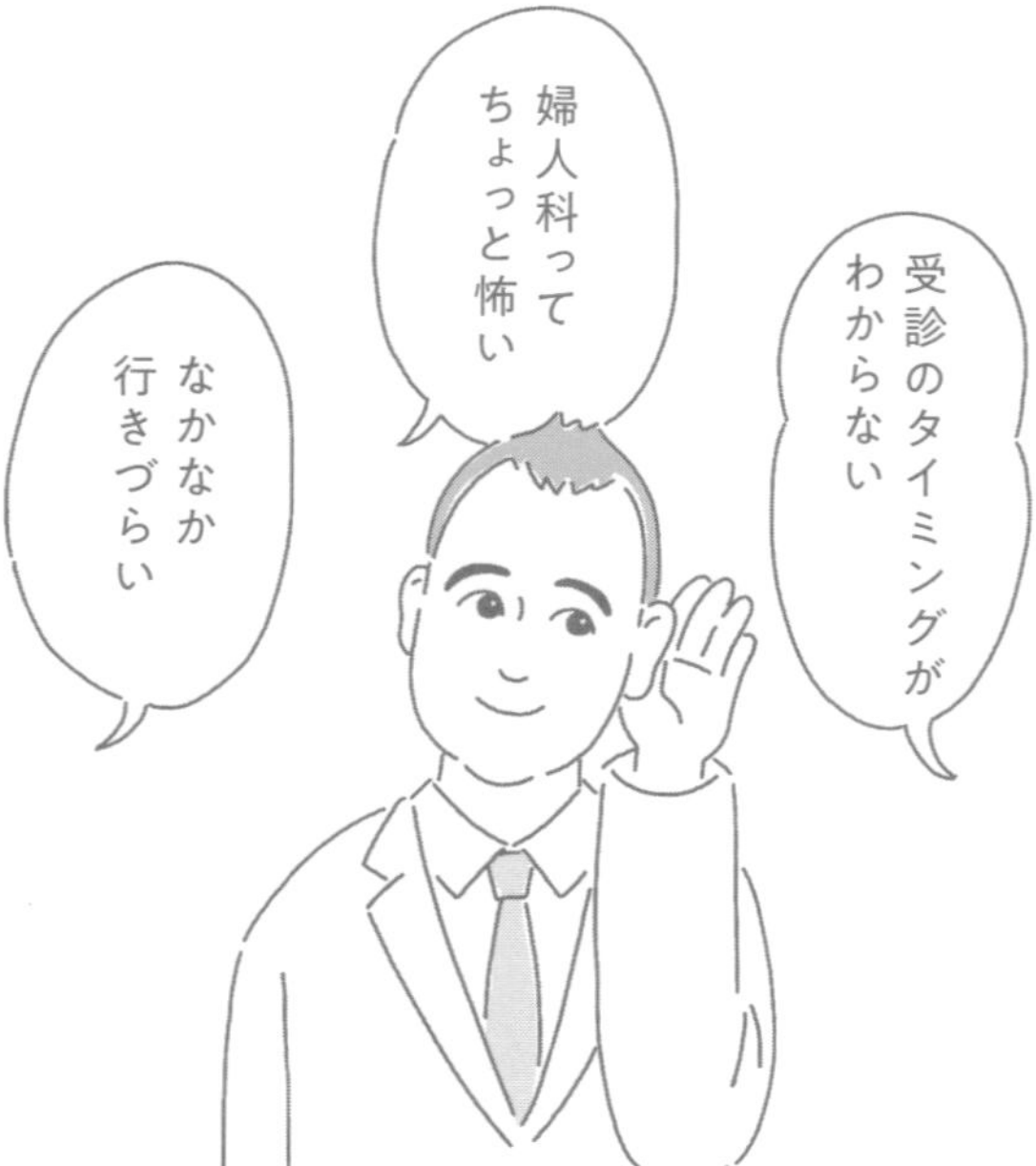
受診のタイミングがわからない
婦人科ってちょっと怖い
なかなか行きづらい

この本は、そんなみなさんの疑問や不安を解消するものです。
生理痛に悩んでいるなら、
遠慮せずに婦人科を受診してください。
この本で、私は婦人科に対する
〝壁〟を壊したいと思います。
より快適な生活を送るために
婦人科を活用して
ほしいのです！

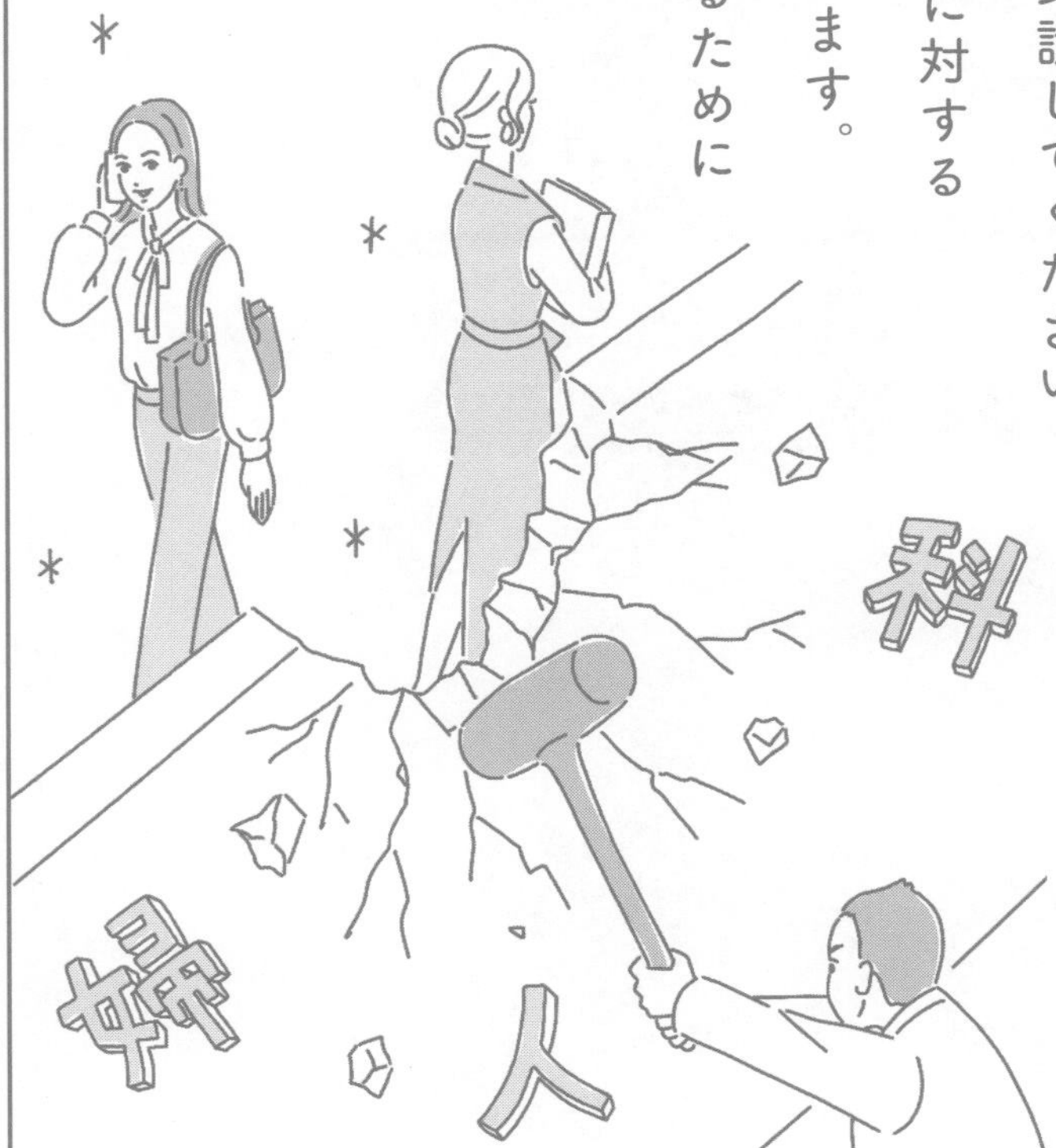

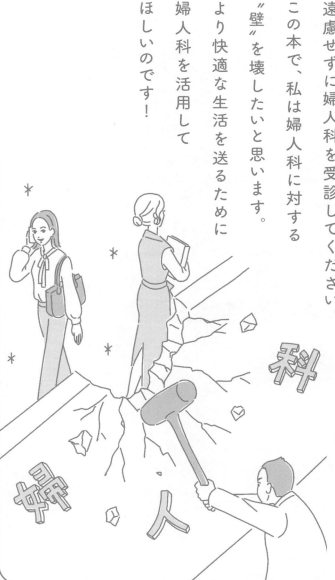

女性のからだはホルモンに支配されていて、年代によって大きく変化します。年代ごとにどのような不調が起こりやすいか、どのようなタイミングで婦人科を受診すればいいか、表にまとめました。

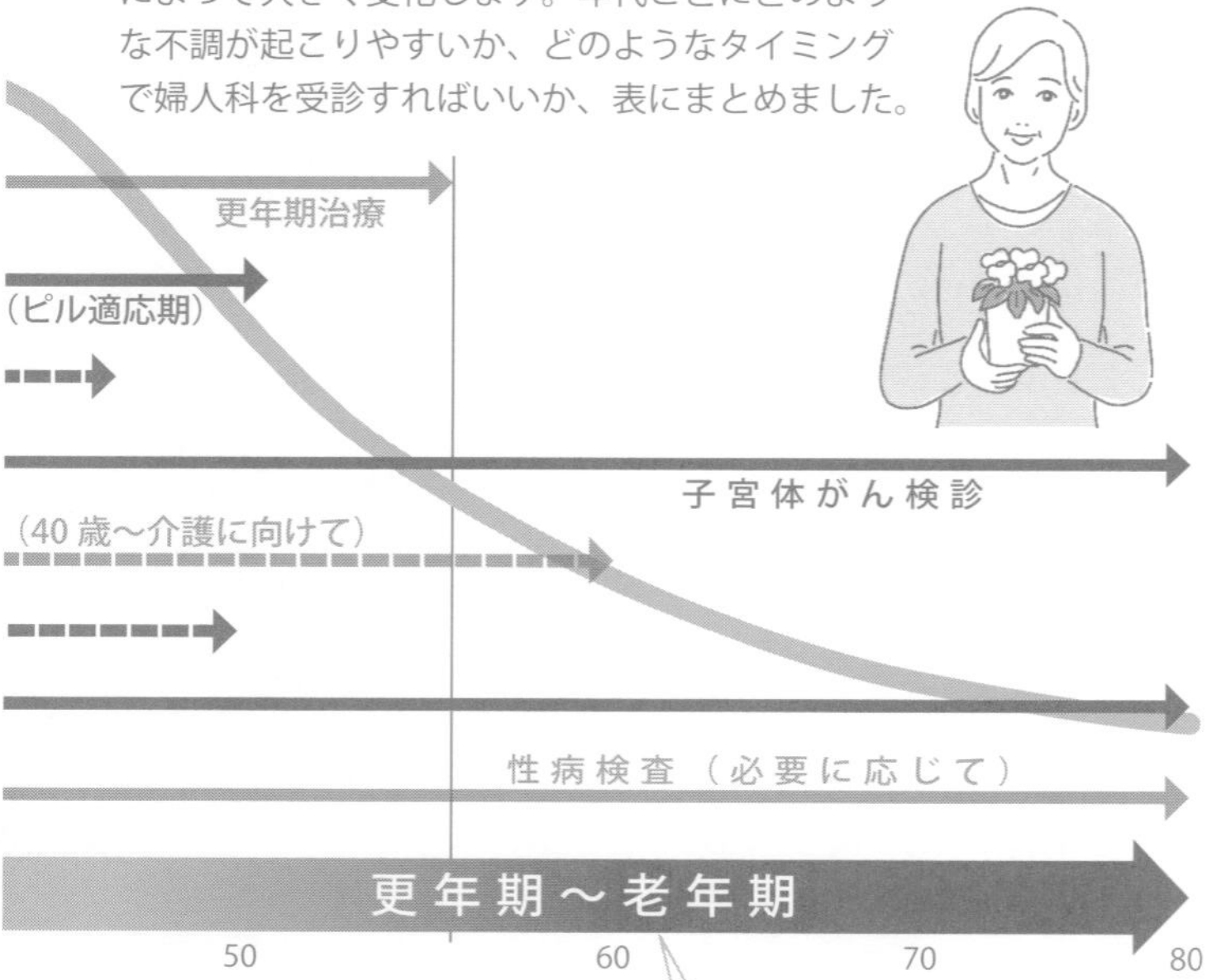

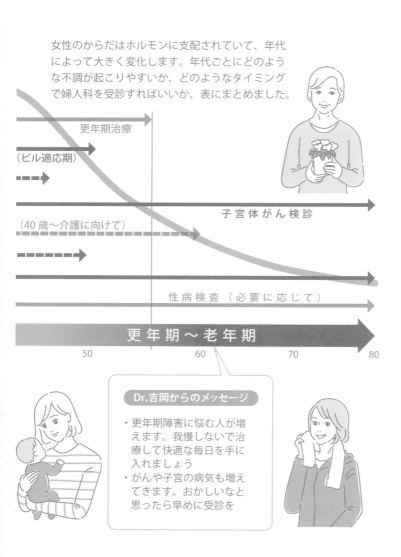

Dr.吉岡からのメッセージ

- 更年期障害に悩む人が増えます。我慢しないで治療して快適な毎日を手に入れましょう
- がんや子宮の病気も増えてきます。おかしいなと思ったら早めに受診を

「女性のからだとライフステージ」について知っておこう

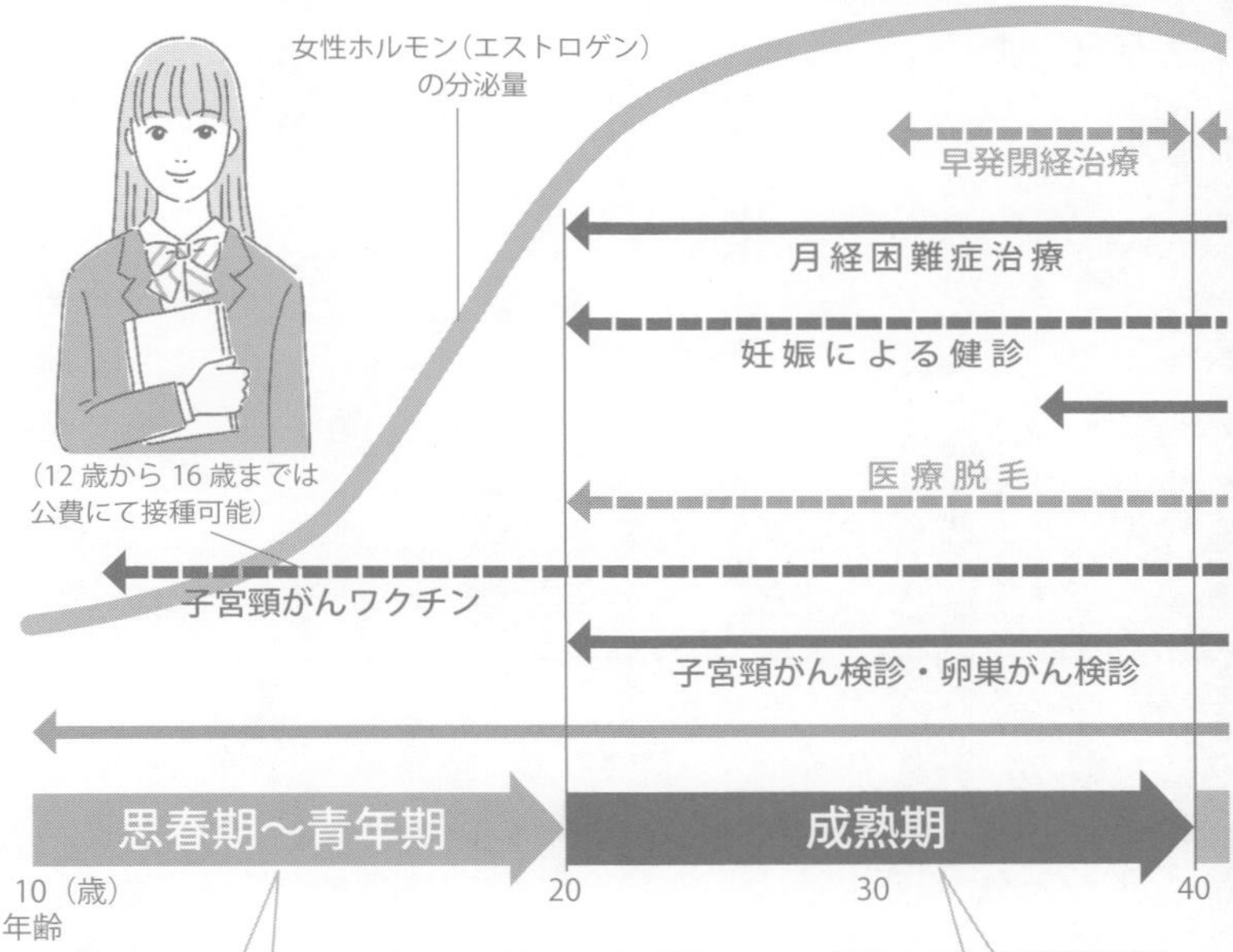

Dr.吉岡からのメッセージ

- ピルの活用で、生理日を調整して受験やスポーツで実力を存分に発揮しよう
- 妊娠が可能な年齢です。避妊の知識もしっかり持って

Dr.吉岡からのメッセージ

- 働き始める人も増える年代。生理痛を解消して仕事のパフォーマンスを上げましょう
- 避妊したい人はピルの処方ができます
- 妊娠を希望する人は将来に備えて生理不順を解消しておきましょう

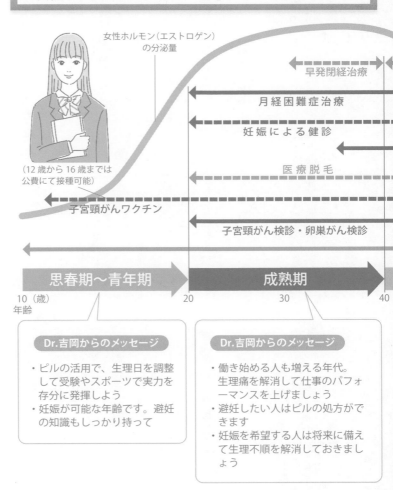

PART 3
成熟期の悩み・不安

PART 4
更年期～老年期の悩み・不安

COLUMN

PART

1

婦人科診療ってどんなもの？

この章では、
婦人科診療とはどんなものかを
わかりやすくご紹介します

「婦人科」って何を診るところ？

婦人科は生理の悩み、妊娠に関すること、更年期障害、子宮や卵巣、膣の病気など、女性のからだをトータルでケアする科です。

婦人科で診る主な病気・不調

- 生理：生理痛、ＰＭＳ、生理不順
- 子宮：子宮筋腫、子宮内膜症、子宮内膜炎、子宮膣部びらん、子宮頸がん、子宮体がん、子宮脱
- 膣・外陰：膣炎、外陰炎、膣のゆるみ、膣脱
- 卵巣・卵管：卵巣機能不全、卵巣嚢腫、卵巣炎、卵管炎、卵巣がん
- 性の悩み：性交渉の痛み、避妊、中絶、性病
- 更年期障害
- 不妊　など

◎産科と婦人科はどう違う？

産科では妊婦さんを対象として、妊娠中の健診、出産、さらには産後まで診ます。

産婦人科とは、産科と婦人科の両方の範囲を診療します。私のクリニックでも「産婦人科」として、産科の診療も行っています。

しかし、別にそこまで婦人科と産科を厳密に分ける必要もなく、法的な決まりもありません。症状に合わせてホームページなどで確認して受診すればいいと思います。また、口コミサイトなどではなく、そのクリニックの公式ホームページをチェックしましょう。

また女性に多い病気として「乳がん」がありますが、実は乳がんは乳腺外科の領域です。ですから、乳がんや乳房の病気の場合は「乳腺外科外来」を受診してください。

◎どんな症状があったら婦人科を受診すべき？

婦人科は、生理の悩み、子宮・卵巣の病気、更年期障害、性病など、女性のトラブルや不調について幅広く対応します。またピルの処方や妊娠なども婦人科の領域です。女性の一生に深く関わる科です。

以下のような症状があったら婦人科を受診しましょう。

気になる症状

- 生理の異常：生理痛がある、生理が不規則、生理がこない、経血量がいつもより多い
- おりものの異常：おりものが多い、着色がある、ニオイがする
- 不正出血：生理以外の出血がある
- 外陰・腟の異常：尿漏れ、頻尿、かゆみ・ただれがある、外陰部が痛い
- 痛みなど：下腹部に痛みや違和感がある
- 更年期：汗をかきやすい、イライラする、顔がほてる、不眠
- 妊娠・避妊：妊娠したかもしれない、避妊したい、不妊の相談、ブライダルチェック
- 性の悩み：性交渉の際に痛みがある、性病が心配
- その他：VIOゾーンが毛深い、脱毛をしたい

よく聞かれるのは「どのぐらいの状態になったら受診するべきですか?」という質問です。これについては、「困っていることがあるのなら、どんな状態でも来てください」とお答えしています。

たとえば生理痛で悩んでいるとしましょう。「痛いけど、我慢できるから大丈夫」「このぐら

いで病院に行ってはいけない」と思っている人も多いのですが、そんな遠慮はまったく不要です。

もしその痛みがなかったら、もっと生理の日がラクになるし、仕事のパフォーマンスがアップするかもしれませんよね。そうやってポジティブに考えてみてはいかがでしょう。旅行や受験、あるいは習い事の発表があるから生理日をずらしたいというのも、もちろんＯＫです。

更年期障害も同じで、我慢している人が少なくないけれど、治療をすれば多くの人が劇的に改善します。

そういう意味では、婦人科は「本当に困っている人」だけが行くべき場所ではありません。ささいな悩みや不調で受診していいのです。悩みや不調を解消して、もっと快適に毎日を送るために、かかりつけの婦人科を見つけて、気軽に活用してください。

婦人科診察の一般的な流れとは？

一般的な婦人科診察の流れは以下の通りです（24〜25ページもご参照ください）。

まずは問診票を記入し、その内容に基づいて診察を受けます。症状に合わせて、必要な婦人科検査（26〜27ページ参照）を受け、場合によって投薬などの治療を受けます。

当院の場合は、「はじめに」で述べたように、医師と話す前に担当の看護師に症状などの相談をしていただき、問診情報をまとめます。その内容をもとに医師が診断し、必要な検査を受けてもらいます。その後、再び医師と話をし、血液検査や薬の処方に進むという流れになります。

症状によっては、検査を必要としないこともあり、その場合は医師と話をした後に採血や処方に進むことになります。

問診では以下のようなことを聞かれます。

問診内容

○どんな症状があるのか

- 生理の状態（生理の周期、痛みの有無、気になること、不正出血の有無、最後の生理が始まった日など）
- 妊娠や出産の経験
- 性交渉の経験
- 今までにかかった病気や手術歴について

直前の生理日がいつだったか、思い出してメモをしていくといいでしょう。また、医師に伝えたいことや質問をしたいことも頭の中でまとめておいたり、メモをしていくとスムーズです。

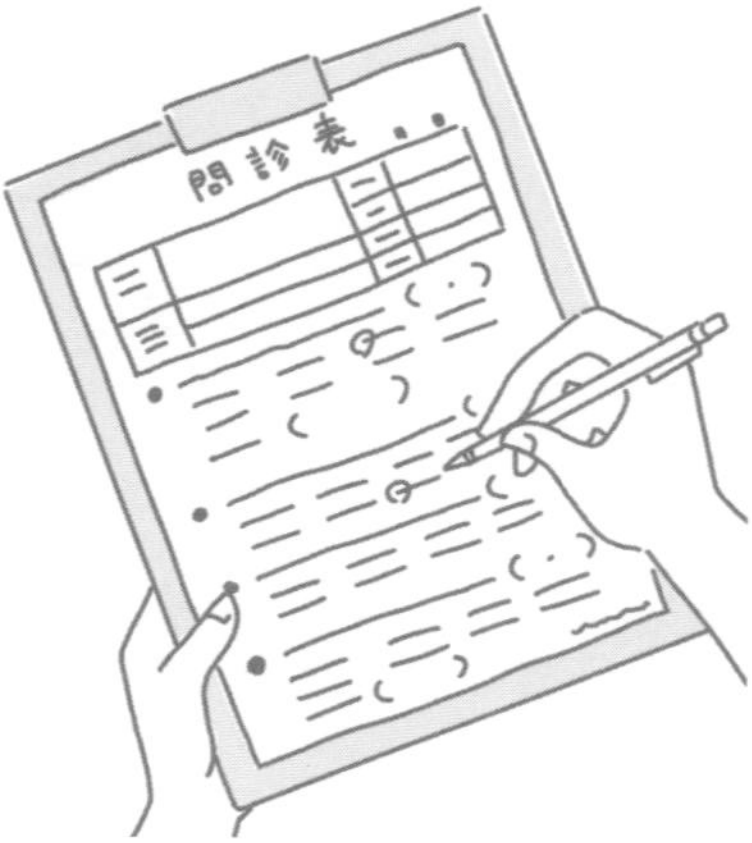

1 受付・問診票記入

健康保険証を提出し、受付を終えたら問診票に記入します。この際、来院の理由や症状、生理のことについて質問がありますが、正直に記入しましょう。

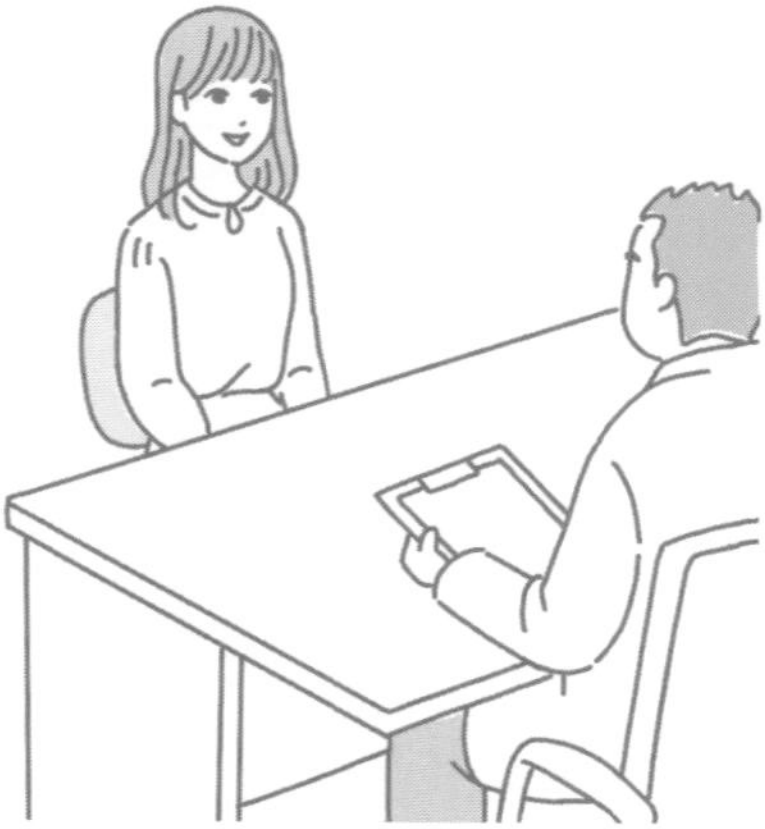

2 問診

医師の診察を受けます。先ほどの問診票の内容をもとに医師から質問があります。わからないこと、困っていることなどを相談していきましょう。

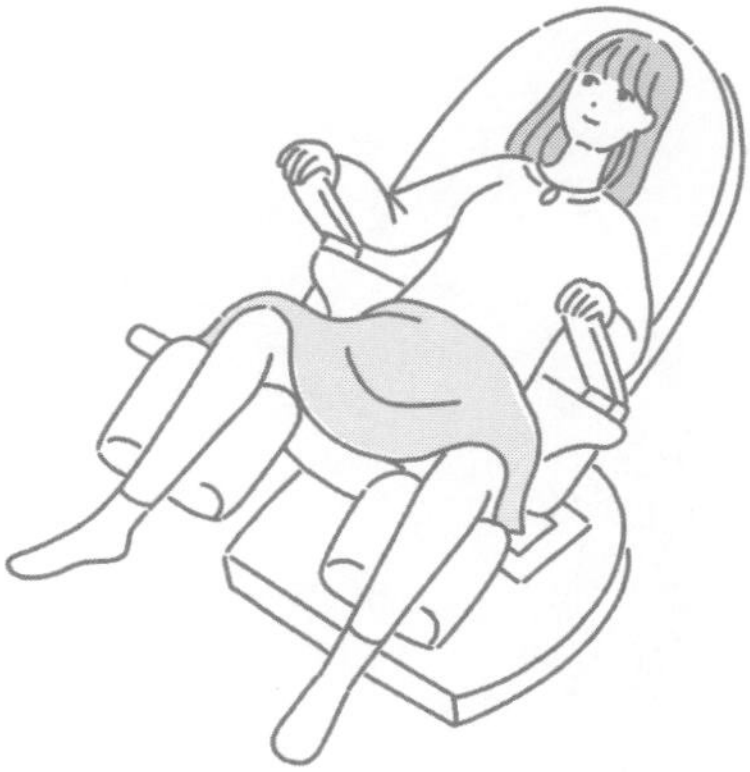

3 婦人科診察・内診（双合診）

実際の患部を確認するために、内診台でクスコ（32ページ参照）を腟に入れて患部の様子を見ます（＝クスコ診）。また、痛みの有無を確認するため腹部を触ったり、医師が腟内に指を入れて子宮や卵巣周囲の痛みを確認する内診（双合診）があります。

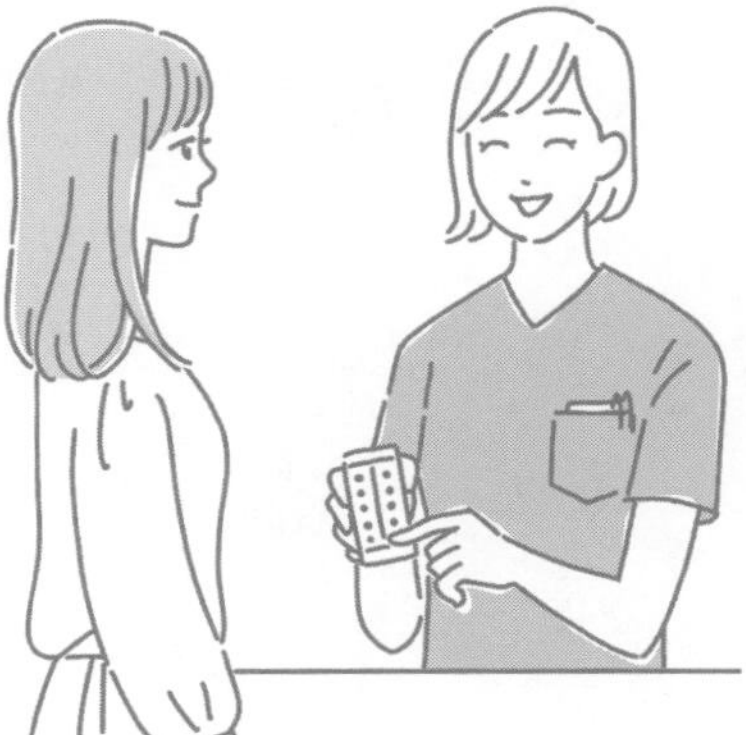

4 カウンセリング（医療機関によって異なる）

特に注意が必要な薬の飲み方（ピルの内服）などがある場合は、医師や看護師による説明がある場合もあります。

5 会計

すべての診察・カウンセリングが終わったら、会計を行い、終了となります。

◎「婦人科の検査」ってどんなことをするの？

婦人科の検査といえば「内診」を思い浮かべる人も多いでしょう。診察台に上がって受ける診察や検査全般が「内診」と思われていることが多いのですが、厳密には「内診」は、腟の中に指を入れながらお腹を上から押さえて行う「触診」のこと。専門的には「双合診」といいます。本書では、「内診」は狭義の意味で使用し、診察などで行う検査を「婦人科診察」と定義させていただきます。婦人科診察には、そのほかに次のようなものがあります。

症状によっては、婦人科診察を必要としない場合もありますが、生理不順・生理痛・不正出血・生理期以外の下腹部痛・おりものの異常なども婦人科診察が必要となります。気になる症状や不安を解消させるためにもリラックスして診察を受けましょう。

婦人科の診察台で受ける診察や検査

○視診：外陰部の皮膚の状態や、目で見てわかる腫瘍性の病変がないかを確認
→わかる病気／尖圭コンジローマ・性器ヘルペス・外陰炎・バルトリン腺膿瘍など

○クスコ診（腟鏡診）：「クスコ（腟鏡）」と呼ばれる婦人科診察用の金属製の器具を腟内に入れて奥まで観察

↓わかる病気／腟中隔・腟炎・子宮下垂や子宮脱・子宮頸管ポリープ・筋腫分娩・腟内のコンジローマ、子宮頸がんなど

○細胞診：子宮頸部（子宮の出入り口）や子宮内膜（子宮の内部）の細胞をブラシやへらでこすり取って顕微鏡で観察

↓わかる病気／子宮頸部異形成・子宮頸がん・子宮内膜増殖症・子宮体がん、腟がんなど

○腟分泌物採取：腟内のおりものをぬぐい取って感染症の有無を調べる

↓わかる病気／クラミジア感染症・淋菌感染症・トリコモナス腟炎・細菌性腟炎・カンジダ腟炎など

○経腟超音波検査（経腟エコー検査）：腟内に超音波の器具（プローブ）を入れて子宮や卵巣を映し出す

↓わかる病気（状態）／妊娠の状態・子宮筋腫・子宮腺筋症・子宮内膜症・子宮奇形・卵巣腫瘍・多嚢胞性卵巣症候群・子宮内膜ポリープ・子宮内膜増殖症など

ちょっとひとこと

ネット上の口コミなどに、「前は子宮筋腫と言われたのに、今回は子宮腺筋症と言われた」というコメントがありますが、それは、超音波検査で子宮筋腫と子宮腺筋症の区別をつけることが難しいケースがあるからです。

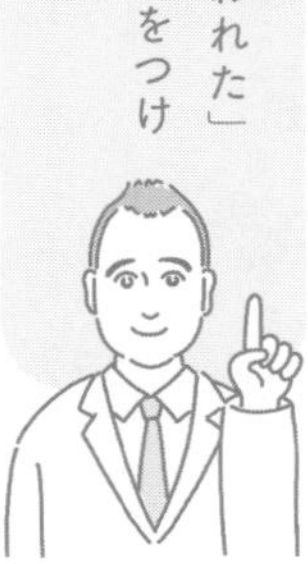

◎「婦人科診察」ってどんなことをするの？

婦人科診察は婦人科の診察台がある部屋、またはスペースに移動し、下着をとって診察台に上がります。近年では座った状態から台が自動で作動する診察台も多くなっています。診察台にはカーテンがついていることが多いのですが、カーテンがあると医師の動きが見えなくて不安という人もいます。その場合は遠慮なく伝えてください。

「内診（双合診）」の場合は、29ページのイラストのように医師が腟に指を入れて検査を行います。その目的は、子宮や卵巣の腫れの有無・子宮の可動性・子宮や卵巣周囲の圧痛（押さえると痛いかどうか）の有無を診ることによって、子宮筋腫、卵巣腫瘍、子宮内膜症、骨盤内感染症などの病気がないかをチェックするためです。

ちょっと
ひとこと

「婦人科診察」と「内診」の定義について、もう一度ご説明します。
①「婦人科診察」とは、診察台で受ける診察や検査のことです。
②「内診」とは、腟の中に指を入れながらお腹を上から押さえて行うことです。

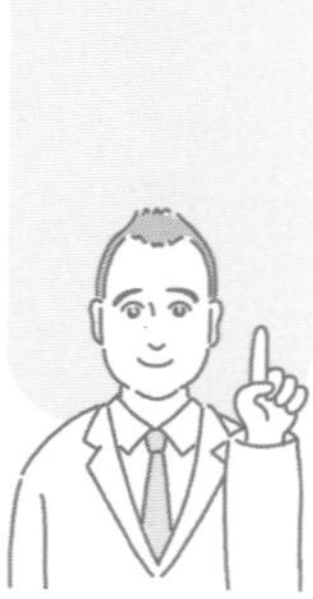

内診（双合診）の様子

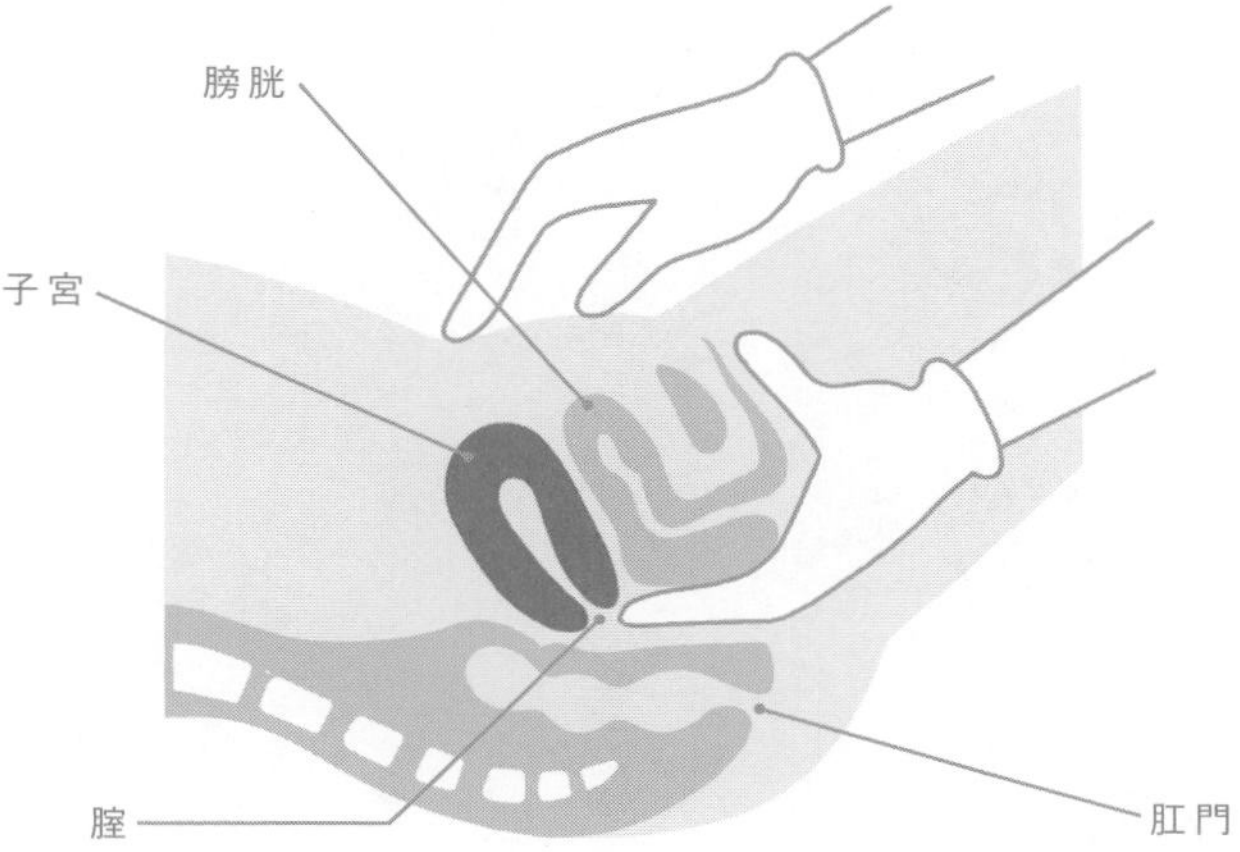

◎「婦人科診察が不安」という方へ

婦人科診察は婦人科の病気を調べるために必要な検査です。時間もそれほどかかりません。とはいえ、やはりデリケートな検査であることには違いありません。婦人科の受診が初めての場合や、性的なトラウマ体験があったり、婦人科の診察で嫌な経験がある場合などは、婦人科診察が怖いと思ってしまうかもしれません。

初診時や婦人科診察を受けることに抵抗がある場合は、医師との信頼関係ができるまでしっかり話をしましょう。検査の必要性を自分で納得して、医師との信頼関係ができてから婦人科診察を受ければ、不安は少なくなるはずです。

なぜ、性交渉の有無を聞くの？

「婦人科に行ったら性交渉の経験を聞かれてビックリした」という人は少なくありません。これは別に他意があるわけでも何でもなく、非常に重要な情報なのです。というのも、これによって必要な検査を決めるからです。男性経験のない方、特に小学生や中学生などの若い方には、基本的に膣からの婦人科診察は行いません。

たまに若い女性で性交渉の経験が言いづらいという方がいらっしゃいます。特にお母さんを伴っていらした場合などにありがちです。しかし、教えていただかないと正しい診断ができないので、ぜひ事実を伝えてください。医師側もなるべくお母さんがいないところで聞くようにしています。

また、年齢に関わらず、性交渉の有無で病気を判断したり、診察方法が変わることもあります。ナイーブな質問ですが、恥ずかしがらずに回答してくださいね。

◎婦人科診察を行わない場合の検査

婦人科診察を行わない場合は、超音波の機械を使って子宮などの様子を見ます。超音波はお

超音波検査のメリット・デメリット

	メリット	デメリット
経腟	子宮や卵巣の様子を最も鮮明に見ることができる	性交経験がなかったり腟が狭いと痛みを伴いやすい
経肛門	経腟に近い画像の鮮明さが得られて腟の痛みも伴わない	痔などの肛門の病変があると痛みを伴うことがある、経腟同様下着をとらなければいけない
経腹	下着をつけたまま検査ができるため羞恥心への配慮がしやすい	検査前に尿をためておかなければいけない、子宮や卵巣が鮮明に描出しにくい細かい異常の診断がしづらい

腹から見たり、肛門から見たりします。それぞれのメリット・デメリットがあり、上の表にまとめたのでご覧ください。ただ、場合によっては若い年齢の方でもどうしても経腟による検査が必要なこともあり、その場合はご理解をいただきたいと思います。

◎婦人科診察が痛いと感じてしまう理由は？

「婦人科診察は痛そう」というイメージを持たれている方もいらっしゃるでしょう。

「内診（双合診）」は腟内に指を入れますが、通常はあまり痛みを伴うことはありません。痛みを感じやすいのは、クスコ診で腟を広げるときや、細胞を採取するときです。感染症で子宮の周囲に炎症があるときや、子宮の奥の細胞を採

クスコとは?

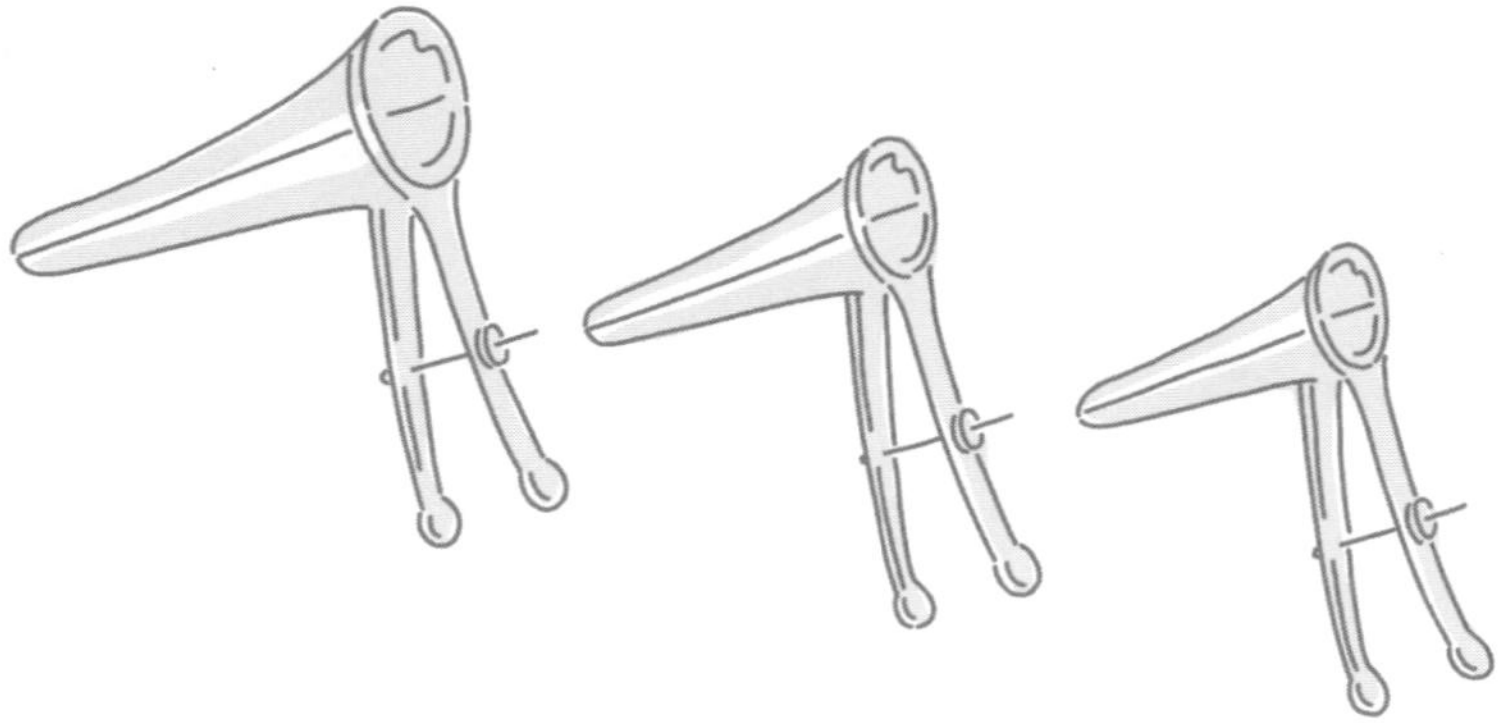

クスコ(または膣鏡)は、アヒルのくちばしのような形をした器具のこと。
いろいろなサイズがあるので「小さいサイズでお願いしたい」と相談しても。

取する場合(子宮体がんの検査)は多少なりとも痛みがあります。

以前、婦人科診察を受けたときに痛い経験をしたとか、痛くないか不安を感じるという場合は、あらかじめ医師に伝えておきましょう。

たとえばクスコにもサイズがあって、大きすぎると痛みが出ることもあります。不安がある場合は、あらかじめ「小さめの器具で検査をしてもらえないか」と聞いてみるのもひとつの方法です。

診察方法の工夫によって痛みをある程度和らげることは可能ですが、正確な検査のためには膣の奥までしっかり検査することもまた重要なことです。そこをご理解いただくことも大事だと思います。

◎痛みを最小限に抑える検査のコツ

痛みの感じ方は個人差があるものです。何人も生んでいる経産婦さんでも「婦人科診察は痛い」と感じる方もいますし、初めての方でもほとんど痛くなかったという人もいるものです。婦人科診察で感じる痛みの多くは、不安感によっても強くなります。上手にリラックスして、力を抜いて検査を受ければ、一部の検査以外は、違和感程度のごく軽い痛みで済むことがほとんどです。

検査をスムーズに受けるためのコツは、まずお尻を診察台にしっかりつけて、ため息を吐くよう「は〜」と息を吐いて力を抜くことです。緊張してお尻や太ももに力が入ると、膣にも力が入って狭くなります。膣の奥が見えにくくなると、かえって痛みを伴いやすくなったり、検査に時間がかかってしまいます。リラックスが大事です。

◎診察のときに必要な持ち物は？　どんな服装がベスト？

●持ち物や事前の準備は？

生理中の人はもちろんですが、検査で出血する場合もあるので、ナプキンやおりものシートを持って行くと安心です。当院の場合は準備があります。

よく「生理中は受診してはいけないの？」と聞かれますが、基本的には生理中でも受診可能です。その際、タンポンや月経カップを使用している人は、受診前に外しておいた方がスムーズです。

ただ、一部の検査は生理中を避けた方がいいので、事前に電話などで相談するといいでしょう。不正出血や過多月経など、出血がかなりある場合は、もちろんためらわずに受診してください。

当日の持ち物チェックリスト

□保険証
□医療証（持っている人のみ）
□お薬手帳（持っている人のみ）
□現金・クレジットカード
□ナプキンかおりものシート
□基礎体温表・生理の記録（アプリなど。ある人のみ）

○当日の服装

婦人科診察のときはボトムスと下着を取っていただきますから、着脱しやすい服装で行きましょう。ボトムスはスカートならば下着だけを脱げばいいのでラクだと思います。その際、ピタッとしたタイトスカートではなく、フレアスカートのように広がるものがいいでしょう。

特に「これはNG」という服装はありませんが、ぴったりしたタイツやストッキングにロングブーツというような服装は、着脱に時間がかかるのでおすすめしません。また、上下が一体となっているオーバーオールなども避けた方がよいでしょう。診察などで汚れてしまうこともあるので、多少汚れてもよい服装が安心です。

診察当日は着脱しやすい服装で

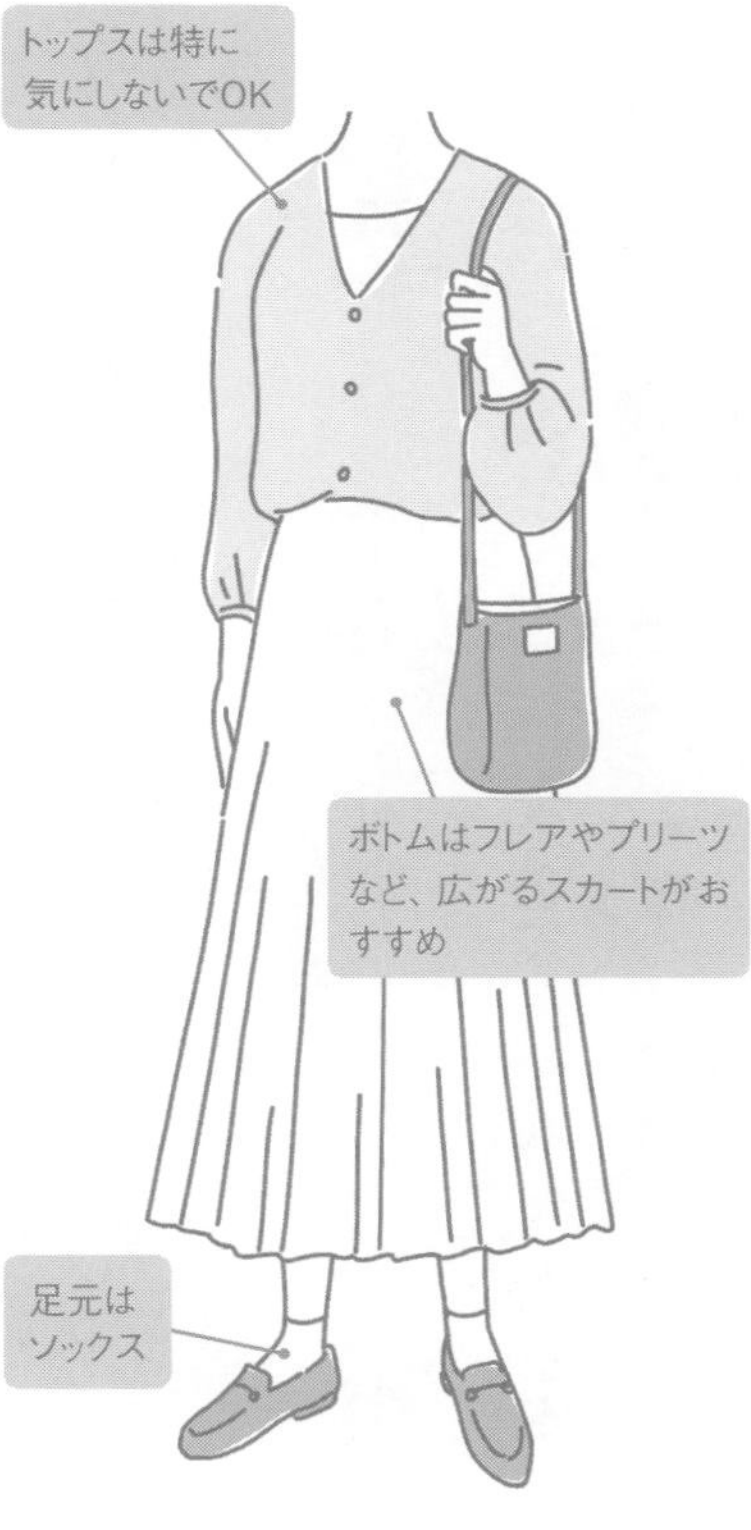
トップスは特に気にしないでOK
ボトムはフレアやプリーツなど、広がるスカートがおすすめ
足元はソックス

着脱がしにくいものは避けよう

タイツ・ストッキング、ロングブーツ、オールインワンなど

一般的な婦人科診察にはどんなものがあるの？

婦人科の検査

- ○子宮がん検診（頸部、体部）：頸部は子宮の入り口付近、体部は子宮の奥の方のこと。それぞれ子宮頸がん、子宮体がんの検査です。細胞を取ってがんの有無を調べます。
- ○超音波検査：30ページで説明したように、超音波で子宮や卵巣の状態を診ます。子宮筋腫、子宮腺筋症、子宮内膜症、子宮奇形、卵巣腫瘍、多嚢胞性卵巣症候群、子宮内膜ポリープ、子宮内膜増殖症など、多くの疾患を見つけることができます。
- ○このほか、尿検査、細胞診、おりものの検査、血液検査、性病検査などがあります。

◎大事な「3つの検査」はぜひ、受けて！

「子宮がん検診」というと、日本では「子宮頸がんの検査」のみが行われていることが多いのが実情です。しかし「子宮頸がんの検査」でわかることは子宮頸がんの有無であり、「子宮体

がん」の有無はわかりません。「同じ子宮のがんでしょう？」と思うかもしれませんが、この2つはまったく違うがんといってもよく、検査法も異なります。

また子宮頸がんの検査では子宮筋腫や卵巣腫瘍など、子宮や卵巣の状態は調べることができません。それがわかるのは「超音波検査」です。ですから「子宮頸がん」「子宮体がん」「超音波」の3つはぜひとも受けていただきたいのです。

「子宮体がん」「超音波」は、自治体や企業の健康診断では導入されていないことが多く、オプションとなりますが、受けていただくことをおすすめします。

ちょっと
ひとこと

私は婦人科がんの専門医ですが、卵巣がんや子宮体がんの診断後に、「私は毎年、健康診断を受けていたのに、なぜ？」とおっしゃる方がいます。これは、上記のような検査（「子宮体がん」「超音波」）が行われていないためだと思います。

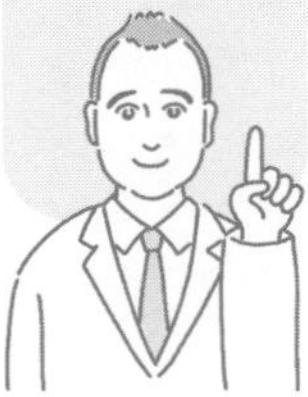

◎年齢に合ったがん検診とは？

婦人科系のがんにはそれぞれ起こりやすい年齢があります。「子宮頸がん」は20代後半から増え、30代後半から40代でピークを迎えます。10〜20代の若い人にも見られます。子宮頸がんは2000年までは減少傾向にありましたが、最近はまた増加傾向にあります。

「子宮体がん」は40代後半から増加して50代でピークを迎えます。かつては日本人には少ないといわれていましたが、この数十年で患者数がどんどん増加。40年ほど前は子宮にできるがんのうち、わずか数パーセントでしたが、今は子宮頸がんと体がんは半々になっています。

「卵巣がん」は30代後半から増え始め、60代前半でピークを迎えます。こちらも年々増えています。

がん増加の背景には性交年齢の低年齢化や食生活の欧米化などがいわれていますが、原因を明確に特定するのは困難です。ただ、いずれのがんも増加傾向にあることは間違いありません。ところが日本では最も検査の多い子宮頸がんでさえ、検査受診率が「42％」といわれています(出典：保健指導リソースガイド)。欧米では70～80％といわれ、日本人の検査受診率の低さは際立っています。子宮体がん、卵巣がんについてはさらに検査受診率は低くなっています。

では、がん検診は何歳から受ければいいのでしょう。それぞれのがんの好発年齢を意識して、子宮頸がんは20歳以上、子宮体がんについては40歳以上の方はぜひとも受けてほしいと思います。卵巣がんは超音波検査を受けることで発見できます。

高齢の方でもがんになる可能性はあります。がんは早期に発見すればするほど治癒率が高い病気です。しっかり検診を受けて幸せな老後をお過ごしください。

子宮頸がんの年次推移・年齢別罹患率

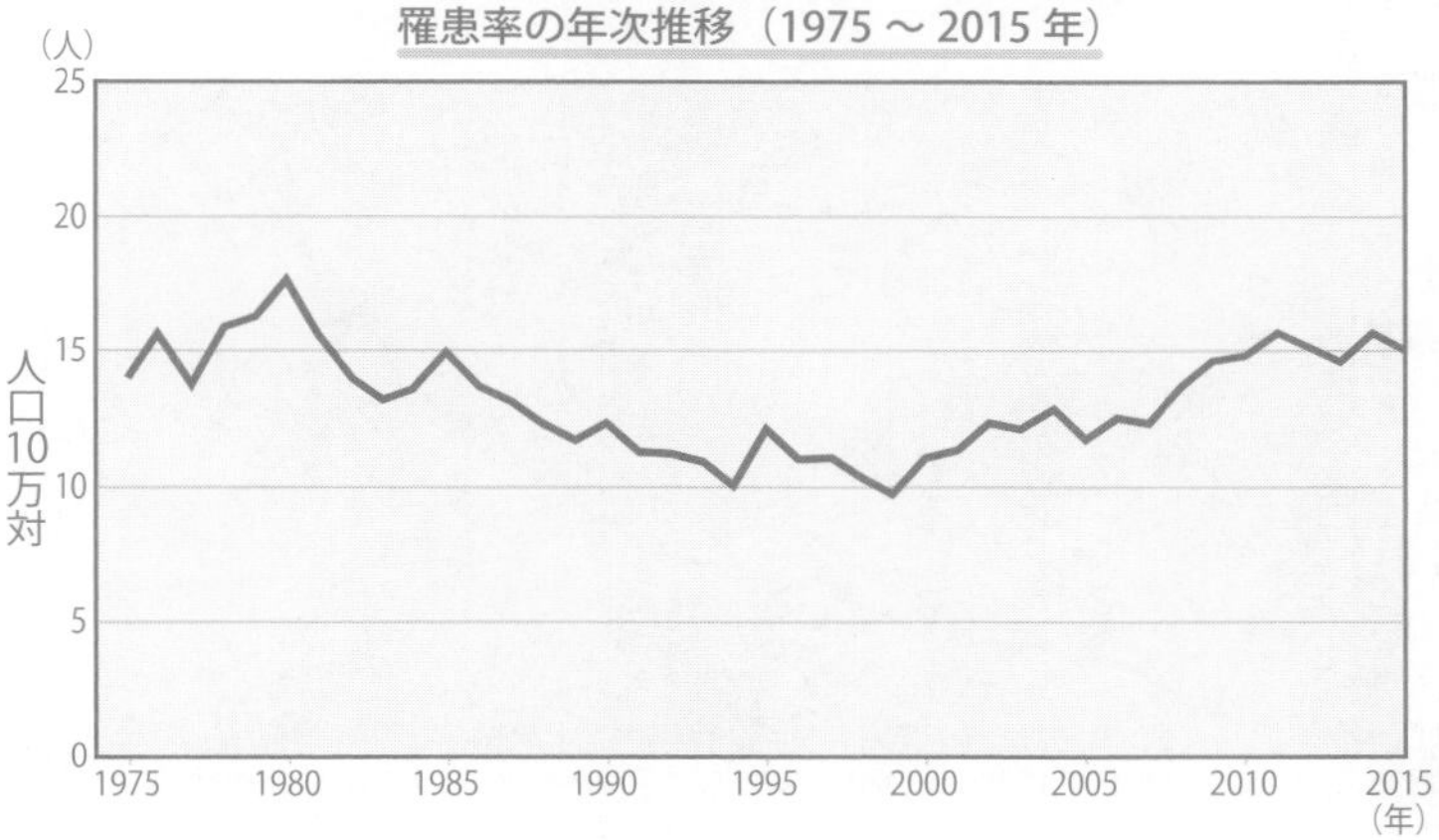

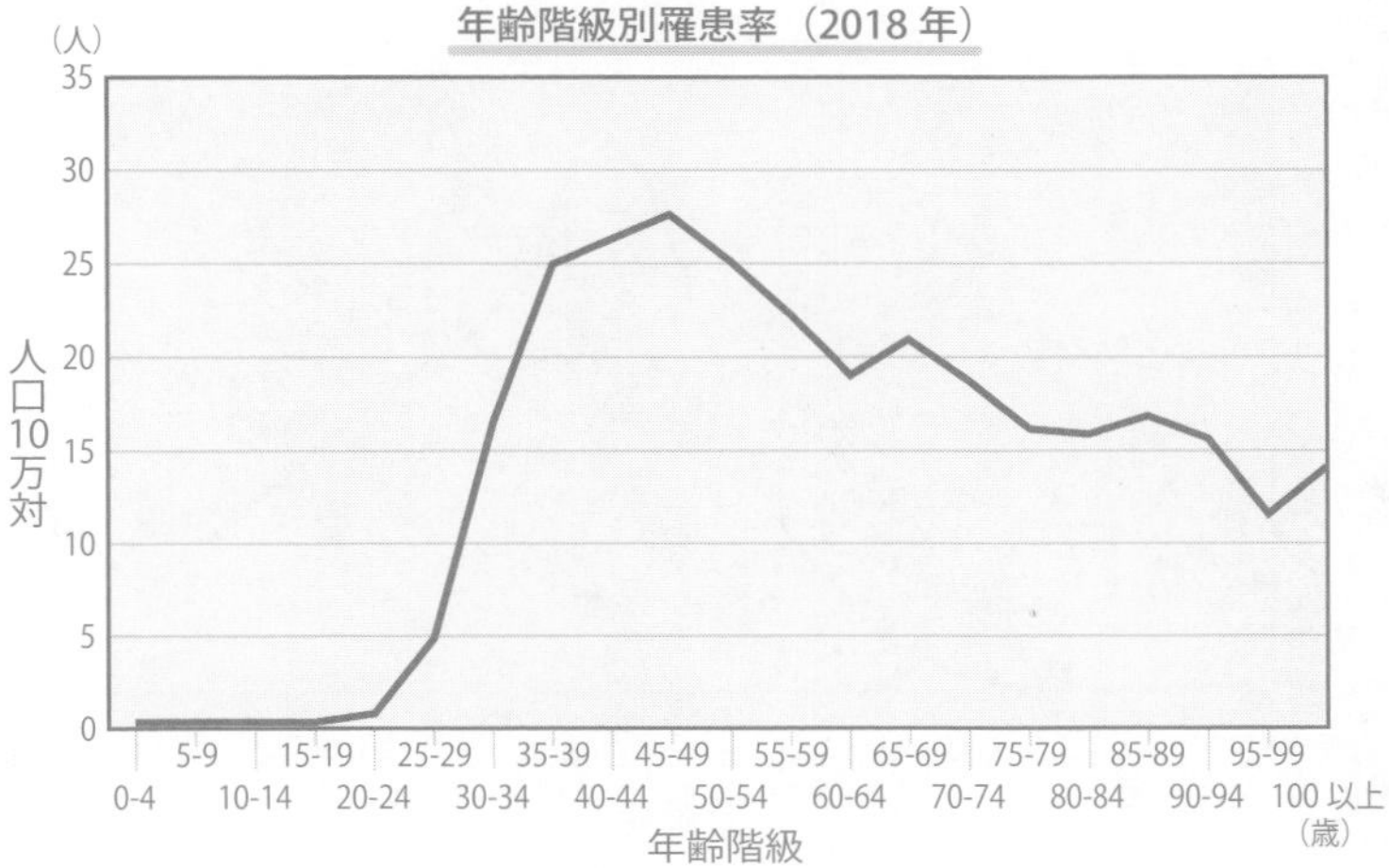

出典：国立がん研究センター がん情報サービス「がん統計」より作成

子宮体がんの年次推移・年齢別罹患率

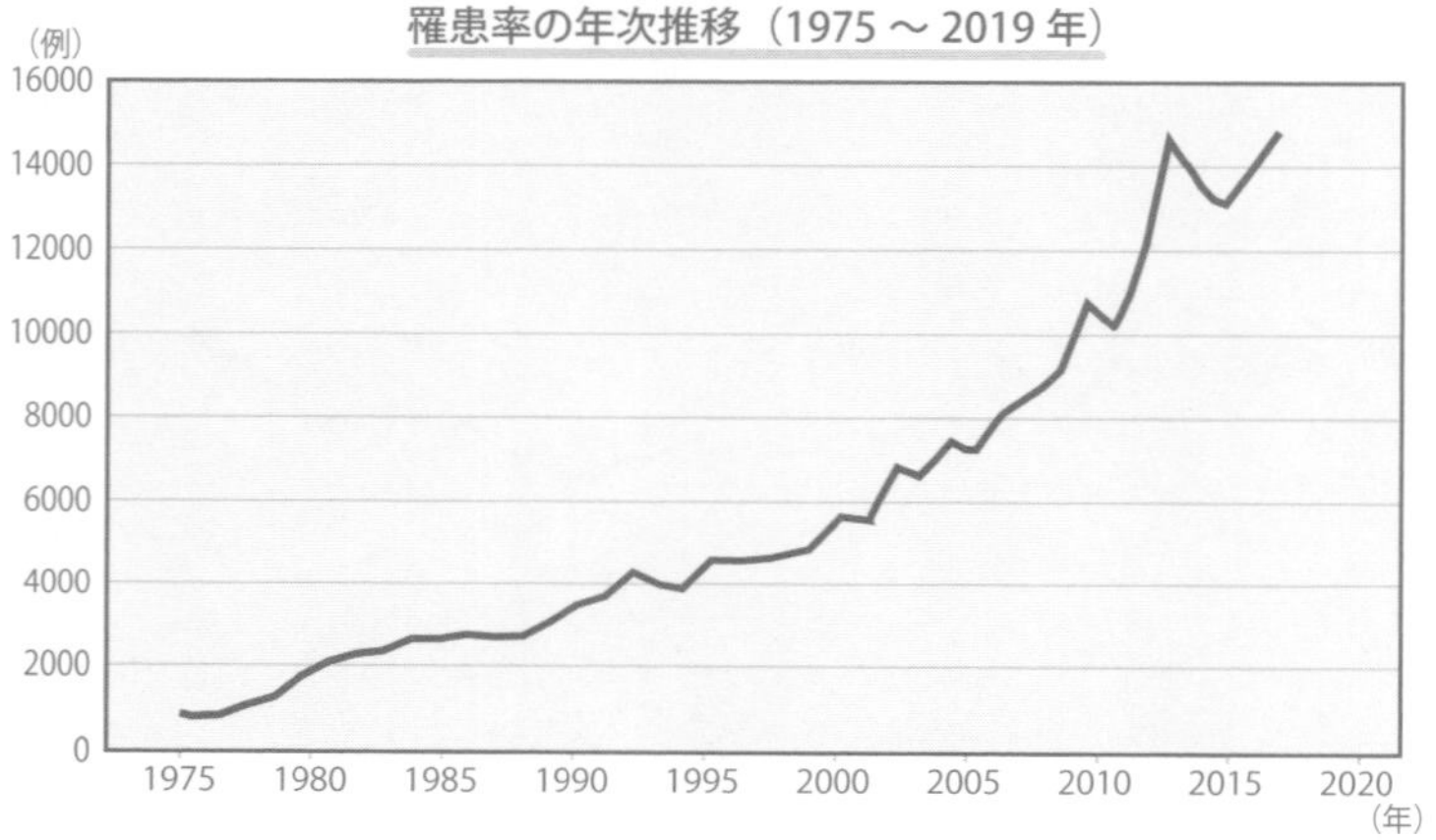

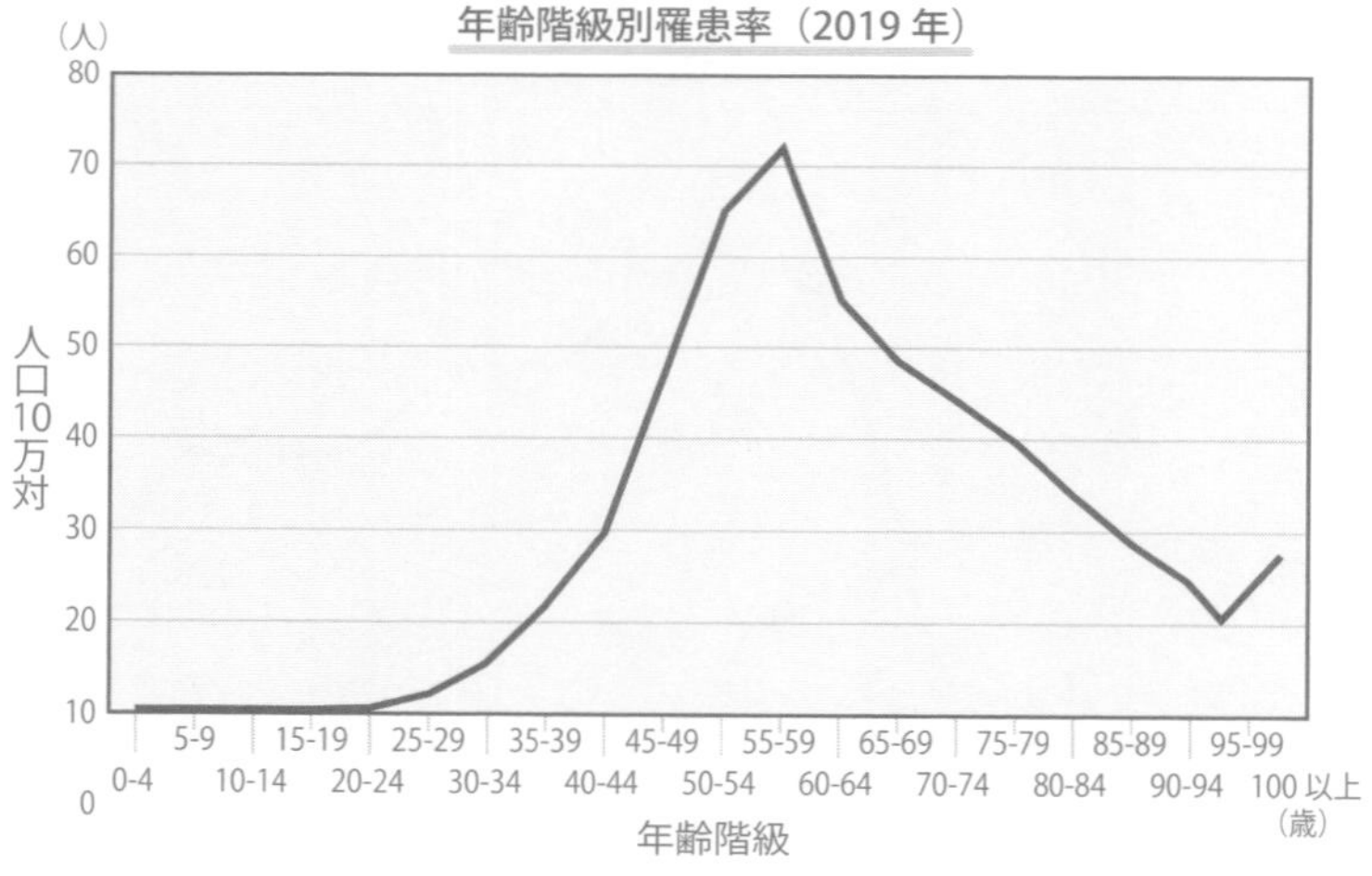

出典：国立がん研究センター がん情報サービス「がん統計」より作成

卵巣がんの年次推移・年齢別罹患率

罹患率の年次推移（1975 ～ 2014 年）

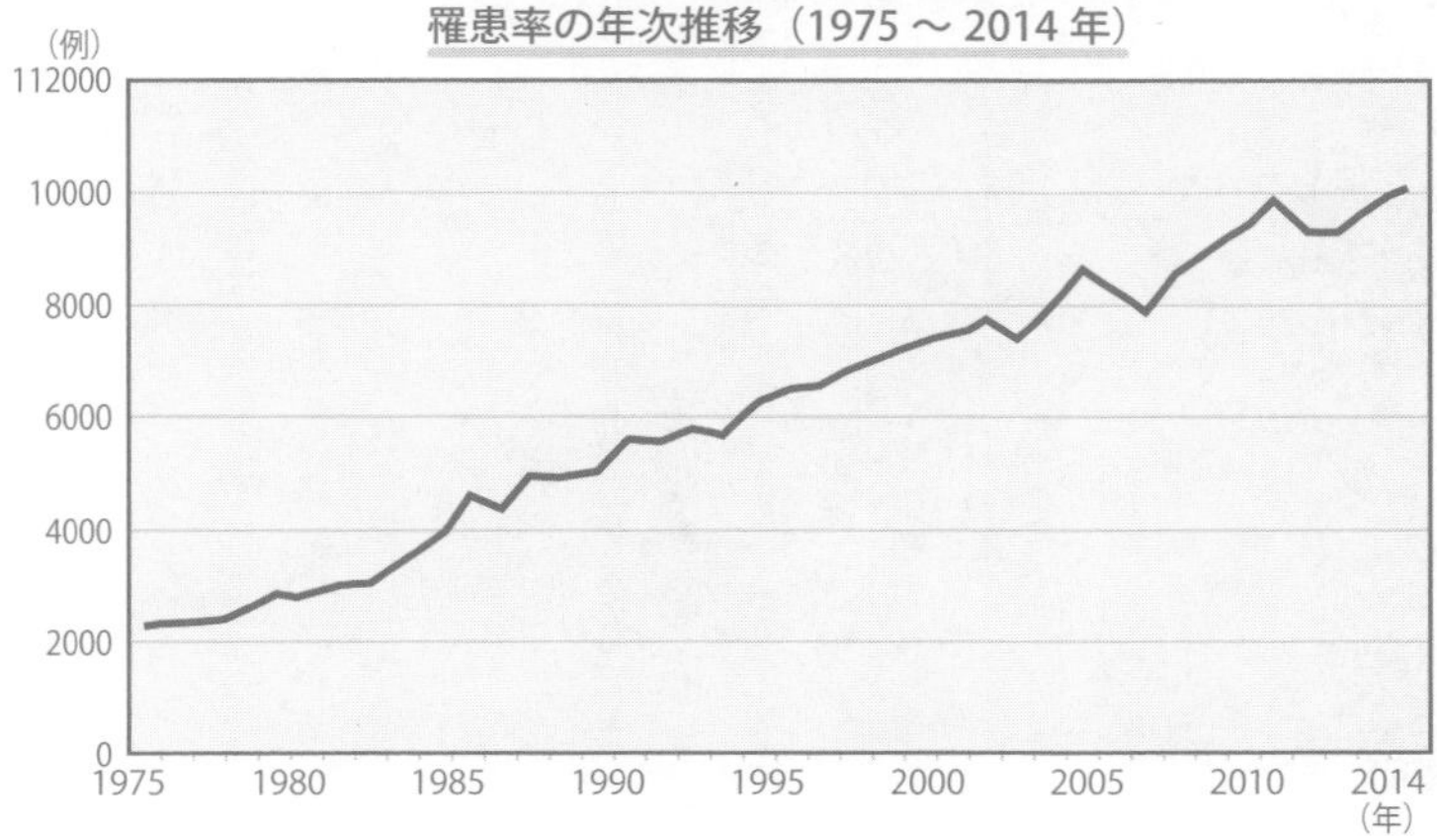

年齢階級別罹患率（2014 年）

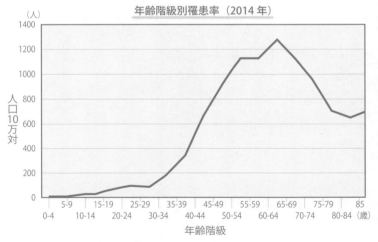

出典：国立がん研究センター がん情報サービス「がん統計」より作成

COLUMN

1

自分に合ったかかりつけの婦人科を見つけよう

この章では婦人科診察を不安に思う人の対応法や、子宮がん検診の受診率の低さについて述べてきました。しかし、これらは気軽に訪ねることができるクリニックがあれば解決できる問題ともいえます。

ちょっと不調があって婦人科診察を受けようという場合、初めてのところに行くのは緊張してしまうかもしれないけれど、いつも診てもらっている先生であれば、気軽に受けることができるのではないでしょうか。

その意味でも「かかりつけの婦人科」を見つけることをおすすめします。ささいなことでも気軽に相談できる先生がいれば安心できます。

かかりつけ医の探し方はネットや口コミでもいいのですが、やはり一度実際に行ってみて、自分に合うかどうかを判断しましょう。医師も人間ですから、合う・合わないは当然あります。「この先生は合わない、気軽に相談できない」と思ったら、別のところに移ればいいのです。

ぜひ、自分に合ったかかりつけ婦人科を見つけて、あなたの健康をしっかりサポートしてもらいましょう。

PART

2

思春期〜青年期の悩み・不安

この章では、
主に生理の悩みや不安について
まとめます

そもそも、「生理」って何？

女性は思春期になると女性ホルモンの働きで赤ちゃんを作る準備を始めます。まず卵巣で育った卵子が約1カ月に一度のサイクルで排出されます。これが排卵です。排卵が起こると、子宮の内膜が厚くフカフカに膨らんで、受精した卵胞が着床する準備をします。

妊娠が成立しなかった場合は、厚くなった子宮の内膜がはがれ落ちて、膣から血液とともに流れ出ます。これが生理です。初潮は12歳ごろ迎える人が多く、閉経については個人差がありますが、平均年齢は50・5歳です。

◎正常な生理の目安って？

今回の生理と前回の生理の間の期間を「周期」と呼びますが、標準的な生理の周期は25〜38日、期間は3〜7日（平均5日間）です。たいてい2日目が一番経血量が多く、3日目から減っていくことが多いです。これより周期が長い場合を「稀発《きはつ》月経」、短い場合を「頻発月経」といいます。期間については、2日以下の場合は「過短《かたん》月経」、8日以上続く場合は「過長月経」といって、何らかの病気や異常が潜んでいる可能性もあります。

女性器（正面・側面）

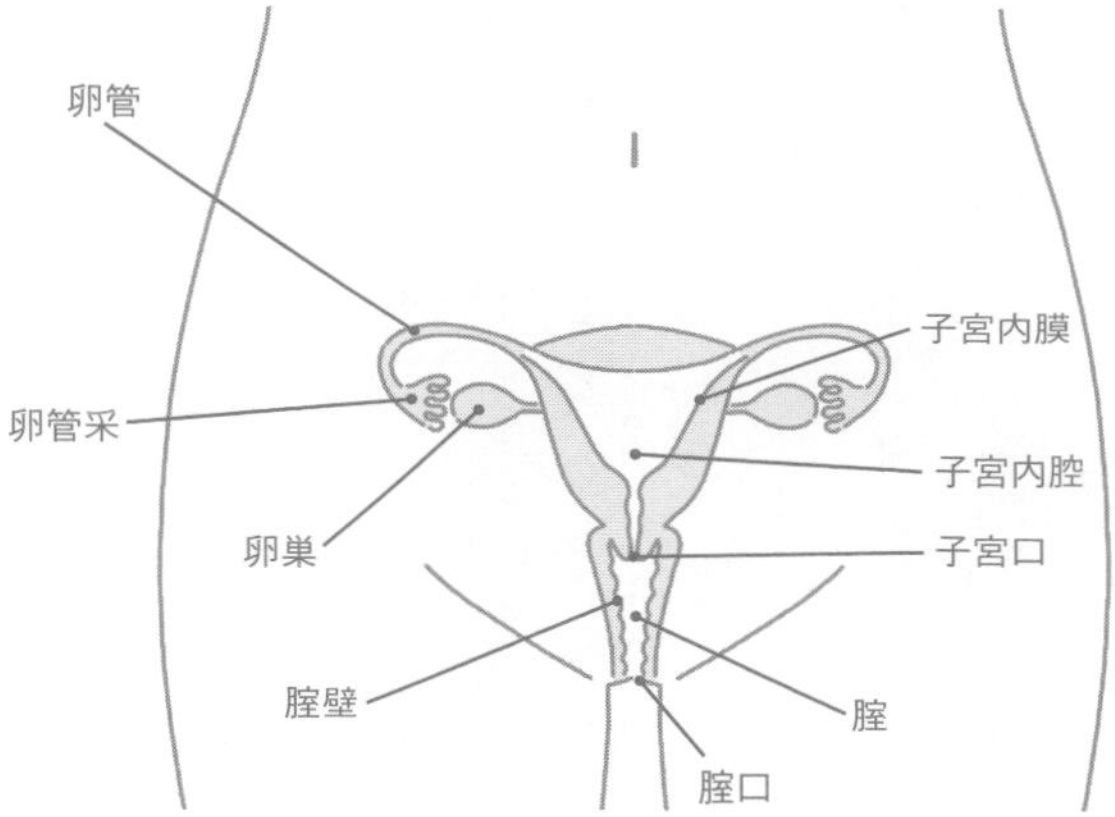
卵管
子宮内膜
卵管采
子宮内腔
卵巣
子宮口
腟壁
腟
腟口

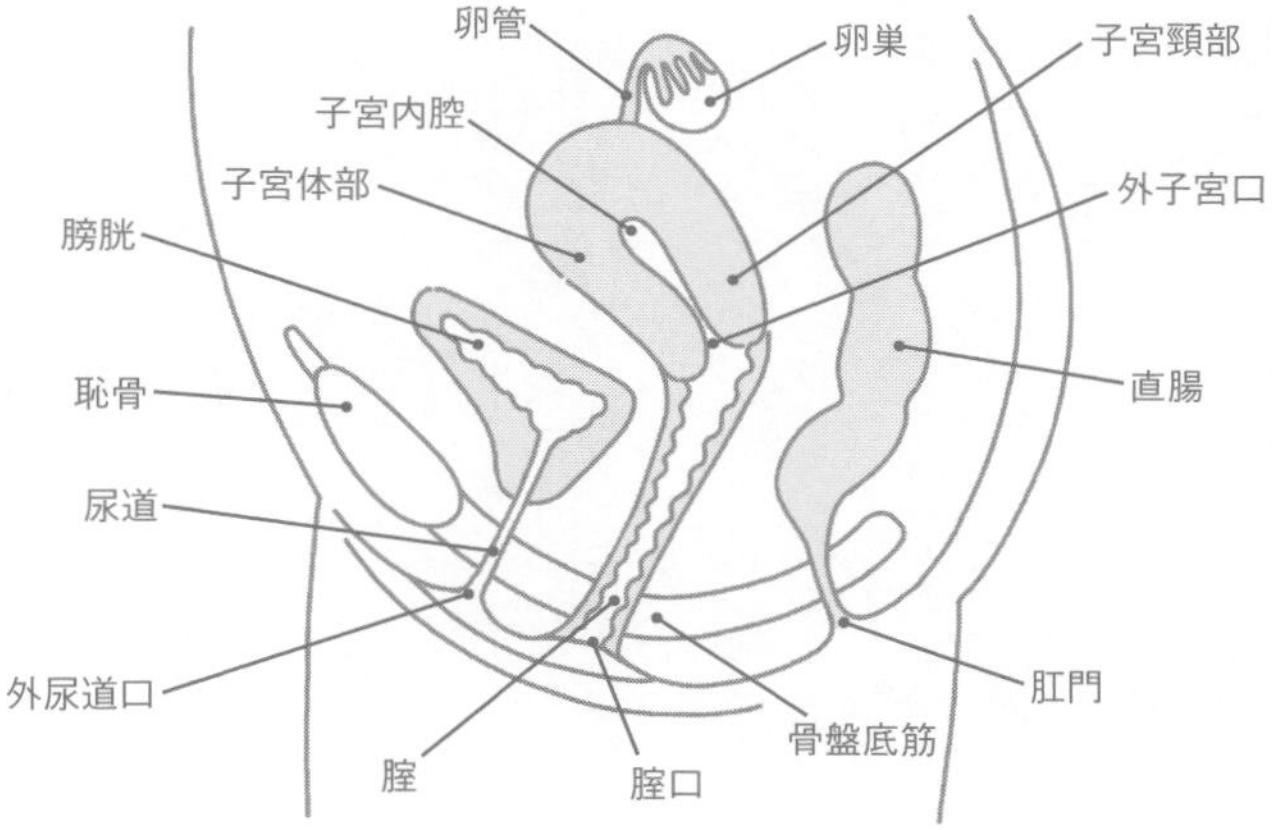
卵管
卵巣
子宮頸部
子宮内腔
子宮体部
外子宮口
膀胱
直腸
恥骨
尿道
外尿道口
肛門
骨盤底筋
腟
腟口

「月経困難症」ってどんな病気？

「生理の悩み」を抱えている人は実に多いものです。生理痛、生理が重い、期間が長すぎる・短すぎる、周期が長い・短いなどなど……。

こうした月経に伴う悩みや不調が、日常生活を送る上で支障をきたしていたり、治療が必要な場合を「月経困難症」と呼びます。

月経困難症は生理そのものだけでなく、イライラ、便秘・下痢、頭痛、吐き気、食欲不振、疲労感などといった症状も含まれます。

では、なぜ月経困難症が起こるのでしょうか？

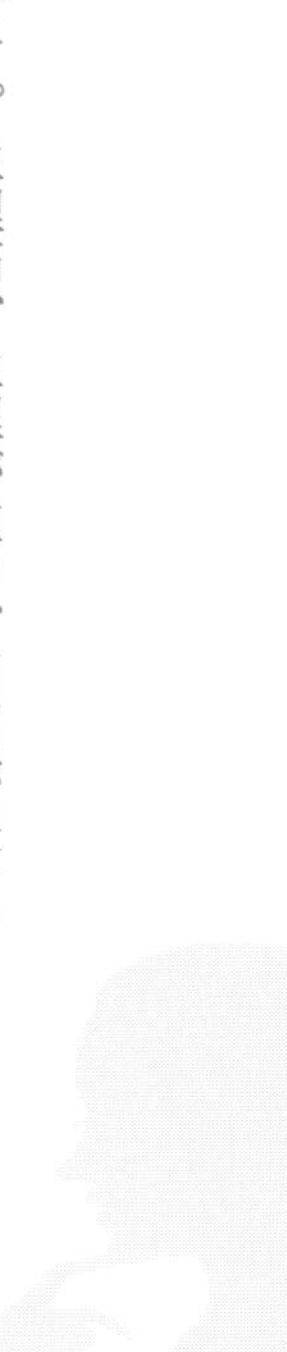

実は月経困難症には2種類あります。

ひとつは「機能性月経困難症」で、特に原因となる病気がない場合です。検査しても原因となる疾患はないけれど、生理が重い（経血量が多い、痛みがある）というもの。ですが、痛みが起こる理由はあります。痛みのホルモン（プロスタグランジン）がたくさん出ている、子宮の入口が狭いことなどが考えられます。さらには冷えや運動不足、メンタルが原因となっている場合もあります。初潮後1～2年の若い人に多いのが特徴で、全体の約4割がこの機能性月経困難症といわれています。

もうひとつは「器質性月経困難症」といって、原因となる疾患がある場合です。子宮内膜症、子宮腺筋症、子宮筋腫などの病気のほか、子宮の形状異常（子宮口が狭いこと）が原因となる場合もあります。これらが複合的に発生しているケースもあります。

◎月経困難症の治療はどう行うの？

機能性、器質性もどちらも治療法があります。

まず器質性月経困難症の場合は、子宮内膜症、子宮筋腫など、原因となっている病気を治療することが先決です。

その上で、月経困難症の治療法としては、痛みを抑える治療やホルモン療法（低用量ピルなど）が行われます。また場合によっては抗不安薬、睡眠薬、漢方薬などを処方することもあります。

生理の悩みでの受診の目安は？

前項の月経困難症にも関連しますが、経血量が多い（少ない）、周期が長すぎる（短すぎる）など、生理の異常があるのに受診をしない人が少なからずいます。生理は「人との比較」がしづらいものです。すると自分の状態が「スタンダード」だと思い込んでしまうのも仕方がない面があります。たとえば、多い日は1時間に一度、ナプキンを変えるほど経血量が多いのに、それが「普通」だと思っている人もいます。しかし、これは治療の対象です。

生理の悩みについて、受診するべきかどうかセルフチェックのできるリストを作ったので確認してみてください。

◎毎月出血があっても生理ではない？

生理の悩みがあったり、ちょっとした異常を感じたとき、そのままにせず受診してほしいのにはもうひとつ理由があります。それは月に一度、出血があっても生理でない場合があるからです。前述の通り、生理というのは卵子が育って排卵があって、妊娠しなかった場合に子宮の内膜がはがれ落ちるときに出血が起こるというものです。

ところが「無排卵月経」といって、卵子が育たず、排卵が起こらないのに、女性ホルモンの作用で子宮内膜がはがれ落ちて出血が起こる場合があるのです。これは放っておくと不妊につながったり、子宮体がんのリスクを高めたりする心配もあります。こうした事態を避けるためにも、悩みや心配事があったらぜひ一度、受診してほしいと思います。

生理の悩みチェックリスト

□多い日はナプキンを1時間ごとに交換している
□寝るときに夜用のナプキンを使用しても、下着やシーツに漏れる
□一日中ナプキンを取り換えなくても過ごせる
□生理の周期が長い（39日以上）、または短い（24日以下）
□生理日が8日以上続く、または2日以下
□生理の周期がバラバラ

◎生理痛が起こるのはホルモンのなせるワザ

生理と切っても切り離せないのが、多くの方が悩んでいるとされる「生理痛」です。生理痛

が起こるのは、子宮を収縮させるホルモンのしわざ。経血を排出させるとき、子宮を収縮させる生理活性物質（プロスタグランジン）が分泌されるのですが、これが多量に分泌してしまうと、子宮が過剰にギュッと収縮し、痛みを感じてしまうのです。

また、若い女性は子宮が未成熟なため、経血を排出するルートとなる「子宮頸管」が狭いことも原因のひとつとされています。さらには病気が隠れている場合（器質性月経困難症）もあります。

◎生理痛の治療法は？

一般的な生理痛の治療においては、生理痛の原因となるプロスタグランジンを抑える薬を服用することで痛みを軽減することができます。コツは早めに飲むことです。痛みが強くなってからではプロスタグランジンがすでに多く出てしまっているので、痛み止めの効果が十分に発揮できません。痛みが出る前に予防的に飲むのもOKです。

ただし、痛み止めは根本的な治療にはなっておらず、効かなくなっていくことも多いです。もうひとつの治療法は低用量ピルです。59ページで詳しく述べますが、低用量ピルは生理の量を減らしたり、痛みを減らしたりという効果があります。

さらに場合によっては生理を止めてしまう薬を使うこともあるし、クリニックによっては漢方薬を出すところもあります。

生理痛の治療というと「寝込むほど痛い人」「生活に支障がある人」が行うイメージがあるかもしれませんが、痛みがあって困っているならば誰でも受けていいのです。それこそ「ちょっと痛い」程度でも、その痛みがなくなれば生理は劇的に変わります。生活の質を上げて、より良い毎日を送るために積極的に治療を受けましょう。

また、生理痛がひどくなくても軽減することでスポーツのパフォーマンスが上がったり、勉強の集中力が高まったりします。そのために低用量ピルを使うのもおすすめです。

COLUMN 2

経血量がわかる「月経カップ」と「吸水性サニタリーショーツ」

先にお伝えした通り、経血量を他人と比べることは難しく、婦人科医としても評価が難しいところです。

しかし、現在は「月経カップ」（カップの中にメモリがある）や「吸水性サニタリーショーツ」（経血量が測れるものが開発中）なども出てきました。

医療とこのようなフェムテックの製品が親密になることで、女性の健康をより良くできる社会になっていくといいですね。

ちなみに「Femtech」（フェムテック）とは、「Female」（女性）と「Technology」（テクノロジー）を掛け合わせた造語で、女性が抱える健康の課題をテクノロジーで解決できる商品（製品）やサービスのことを指します。

生理不順はそのままにしておいても大丈夫？

生理の周期は25～38日と述べましたが、これより長かったり（稀発月経）、短かったり（頻発月経）、あるいは周期が一定せずバラバラという状態が「生理不順」です。

生理不順にはさまざまな原因が考えられますが、大きく分けるとホルモンバランスの乱れと病気によるものです。

ホルモンバランスの乱れは、環境の変化、過度のストレスや疲れ、睡眠不足、急激な体重の増減などによって起こります。無理なダイエットをすると生理が止まることがあるのは、みなさんもよくご存じだと思います。

もうひとつは病気が原因で生理不順が起こっている場合です。

よくあるのが多嚢胞性卵巣症候群という病気で、男性ホルモンが増えることによって生理不順や無月経を引き起こす病気です。

さらには卵巣の腫瘍や、早発卵巣不全（後述）、甲状腺の病気、高プロラクチン血症などによって生理不順が起こることがあります。

以上はいずれも20～30代に多いケースです。

一方、40～50代以上の方の生理不順の場合は、更年期によるものが多いです。閉経に向かって徐々に卵巣の機能が低下していくため、周期が乱れたり経血量が減少したりします。これは自然な変化であって、病気ではありません。

ただしこの年代の方は、子宮がんや卵巣がんによって不正出血が起こる場合もあるので注意が必要です。

◎生理不順はどう治療する？

生理不順は、何が原因で起こっているかによって治療が異なります。原因が病気であれば、まずその治療をすることが大事です。

そうでない場合は投薬治療を行うか、場合によっては経過観察になることもあります。生理不順は将来的に不妊になったり、子宮がんのリスクを上げる場合もあるので、そのままにせず、一度受診をすることが大事です。

「PMS」がひどい場合はどうしたらいいの？

「PMS＝premenstrual syndrome」（月経前症候群）は、生理が始まる前3～10日ほどに起こるさまざまな症状のこと。生理が始まると症状が軽くなったり、なくなったりするのが特徴です。

生理のある女性のおよそ8割は、何らかのPMSを経験しているともいわれます。もちろん人によって重度の場合もあれば軽度の場合もあります。原因としては、2つの女性ホルモン、エストロゲンとプロゲステロン（黄体ホルモン）の変動が関係しているのではないかといわれていますが、ハッキリとはわかっていません。

PMSで起こる症状

頭痛、腰痛、乳房痛、下腹部痛、吐き気、動悸、めまい、イライラ・不安、不眠、疲労感など

◎「PMDD」ってどんな症状でどんな治療法があるの？

最近では「PMDD＝premenstrual dysphoric disorder」（月経前不快気分障害）という言葉も

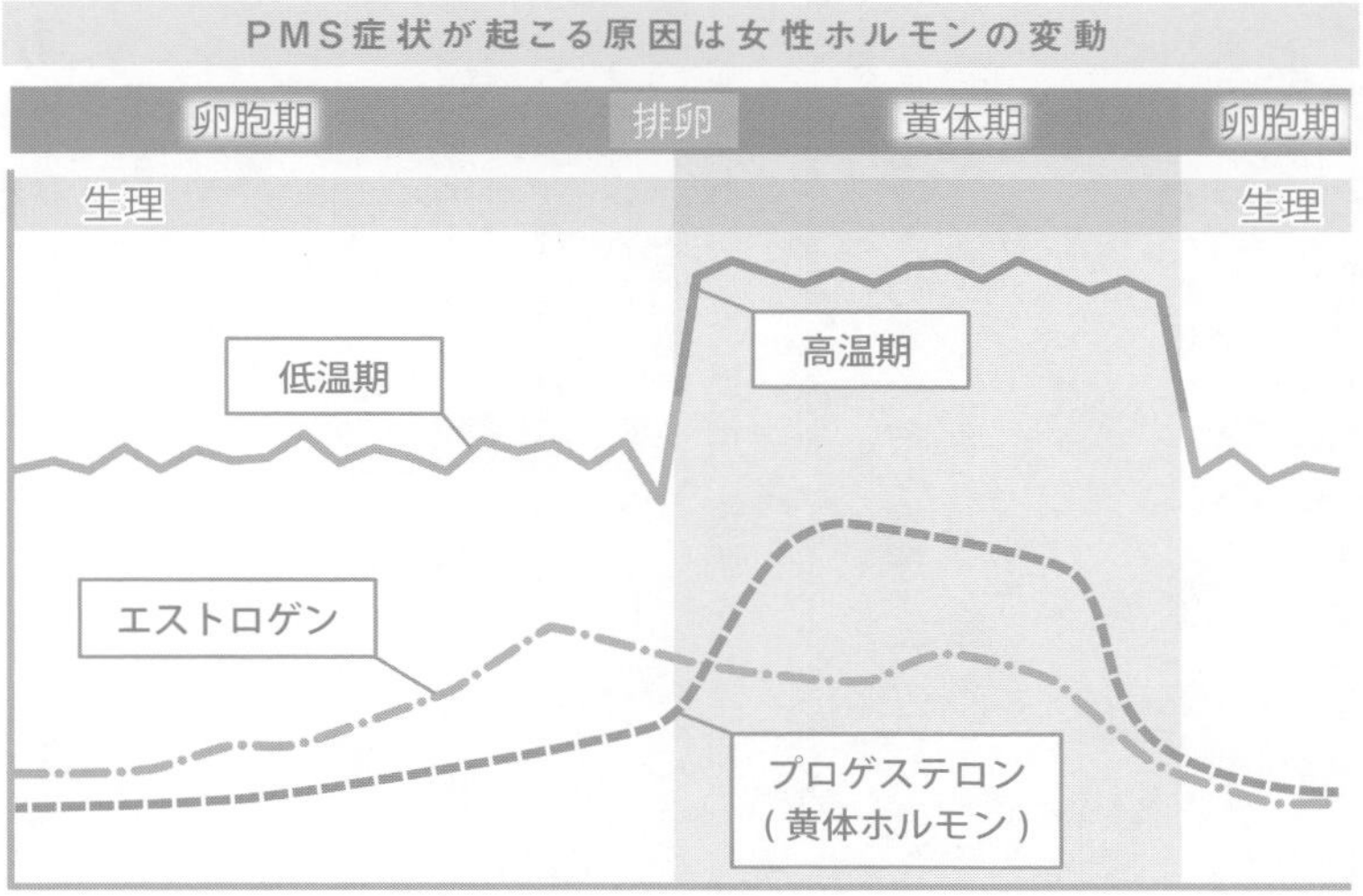

よく聞かれるようになりました。ＰＭＤＤとは、ＰＭＳの中でもメンタル面での不調が強く出る場合をいいます。

不安や緊張、イライラ、抑うつ状態、やる気がない、不眠、集中力低下、倦怠感、気分の強い落ち込みなど、日常生活に支障が出てしまっている状態がＰＭＤＤです。

治療は、低用量ピルや抗うつ薬などで行いますが、漢方薬を処方するクリニックもあります。

また、できるだけリラックスする時間を持つ、運動をするなど、生活改善の見直しも重要です。現在では心療内科などと協力して対応することも多いです。

おりものの色が濃くなったり、ニオイが強くなることがあるのはなぜ？

おりものは子宮や膣の分泌物で、膣内の潤いを保ったり、バイ菌の侵入を防いだりする働きがあります。また排卵時には、精子をスムーズに受け入れる役割を果たします。

おりものの分泌は生理の周期と関係していて、生理が終わった直後は最も少なく、排卵日に向かって少しずつ分泌量が多くなっていきます。その後は生理に向かって減って行くというサイクルがあります。

おりものは通常、透明から乳白色で、ニオイはほとんどしません（少し酸っぱいニオイがする場合もあります）。粘度はサラサラしていたり、粘り気があったりする状態のときもあります。「おりものがいつもと違う」というときは異常のサインかもしれません。おりものに血が混ざっていたり、いつもと色が違う、量が異様に多い、イヤなニオイがするというようなことです。

血が混ざる場合は、子宮膣部びらんや子宮頸管ポリープ、子宮がんの可能性もあります。

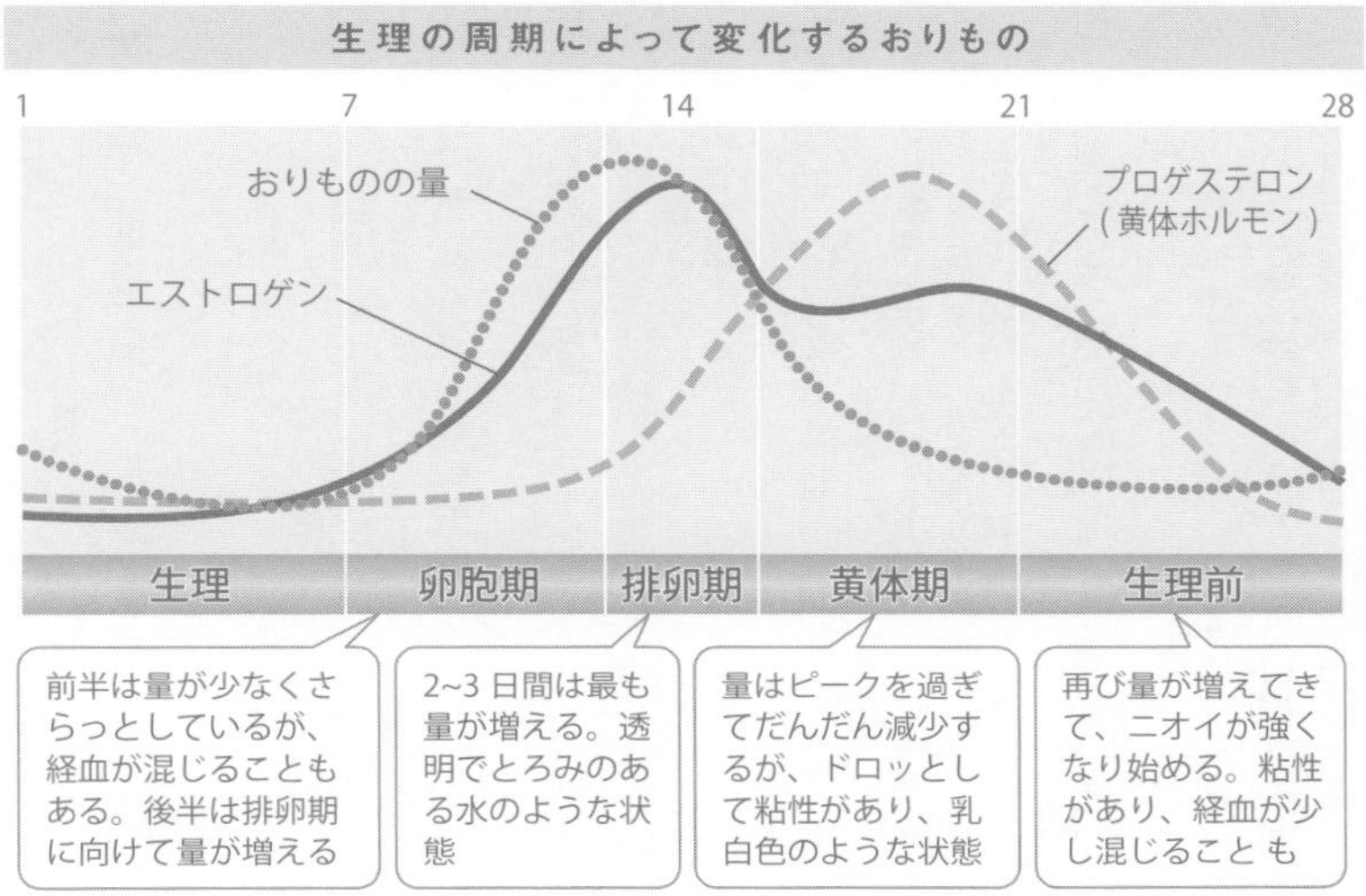
生理の周期によって変化するおりもの
1
7
14
21
28
おりものの量
エストロゲン
プロゲステロン（黄体ホルモン）
生理
卵胞期
排卵期
黄体期
生理前
前半は量が少なくさらっとしているが、経血が混じることもある。後半は排卵期に向けて量が増える
2~3 日間は最も量が増える。透明でとろみのある水のような状態
量はピークを過ぎてだんだん減少するが、ドロッとして粘性があり、乳白色のような状態
再び量が増えてきて、ニオイが強くなり始める。粘性があり、経血が少し混じること も

◎「いつもとちょっと違うかも？」と思ったら受診を

おりもので悩んでいる人は、実は少なくないのです。「量が多いからおりものシートが手放せない」とか「ニオイが気になる」といったことから、「彼氏に会うときに気になる」と言う人もいます。「何となくいつもと違う」と思ったら迷わず受診しましょう。「こんなことで病院に行くのは……」などと、躊躇する必要はまったくありません。

ピルにはどんなものがあるの？

（中用量ピル・低用量ピル・超低用量ピル・ミニピルの違い）

一般的にいうピル（経口避妊薬）は、女性ホルモン（エストロゲン、プロゲステロン）を主成分とする低用量ピル（ＯＣ）のことを指します。これらのホルモンの作用によって排卵を抑えることで避妊効果をもたらせます。

また子宮内膜の増殖を抑えるため、経血量が減り、生理痛も和らげます。避妊に役立つだけでなく、生理痛、過多月経、ＰＭＳの治療に使われます。また生理予定日のコントロールもできます。

ピルには低用量ピル以外にも、エストロゲンの含有量の多い中用量ピル、よりエストロゲン含有量の少ない超低用量ピル、性行為の後から飲む避妊薬であるアフターピルなどがあり、それぞれ使われる用途が異なります。中用量ピルは生理がずっときていない人に使って生理を起こすなど、短期的に用いることがほとんどです。アフターピルについては後の項目で述べましょう。

これとは別にエストロゲンが含まれていない「ミニピル」もあります。通常の低用量ピルが飲めない方、喫煙者や前兆のある片頭痛がある方も使えます。デメリットとしては不正出血が

ピルの種類

ピルの種類	特　徴	主な使用目的
中用量ピル	エストロゲンとプロゲステロンが配合され、エストロゲン含有量が50マイクログラム以上のピルを指す	不正出血、過多月経、生理不順の改善／生理のタイミングをずらす　など
低用量ピル	エストロゲン含有量が30～35マイクログラム以上のピル。低用量ピルには複数種類があり、それぞれのホルモンの種類や特徴が異なる	避妊／生理がきていない人に生理を起こす（不妊治療）／月経痛、PMSの改善／ニキビの改善　など
超低用量ピル	エストロゲン含有量が30マイクログラムよりも少ないピル。そのため、頭痛や吐き気、血栓症などの副作用が少ない	月経痛、PMSの改善／ニキビの改善／避妊効果が低用量ピルと比較すると少ない　など
ミニピル	エストロゲン不配合のため、低用量ピルが飲めない人、喫煙者や前兆のある片頭痛がある人にも使える	月経痛、PMSの改善　など

あったり、生理がなくなったりすることがあり、いつくるかわからないという不安があります。

◎「低用量ピル」には避妊以外にもさまざまな効果がある

低用量ピルは28日の生理のサイクルできっちり生理を起こさせるという効果があります。正しく服用すれば避妊率は97・7％といわれます。

21日間飲んで7日間休薬するタイプと、28日間連続服用するタイプなどがあります。

最近では連続投与することで、生理を止めてしまう薬も出ています。最長で120日間止めることができるもので、とにかく生理痛がひどくて、生理の回数を減らしたいという場合などに使用します。

◎月経困難症の治療薬としてのピル

生理によって体調不良をきたす症状を「月経困難症」と呼びますが、これは保険診療適応です。

特に器質性月経困難症（原因となる疾患があるために起こる月経困難症）は、ピル以外の治療薬が第一選択となる場合もあり、処方前の検査が非常に重要になります。

現在、アプリなどでピルが簡単に処方されるシステムがありますが、内服前に異常をチェックすることが重要であり、今の医学ではオンラインのみでは診断を行うことはできません。

月経困難症が疑われる場合は、街のクリニックで診断を受けてからオンライン診療を受けることをおすすめします。婦人科と連携していることを謳っていても、診察ができなければ正しい診断ができず、適切な処方も難しくなります。

また、実際には別の治療が必要な場合もあるため、注意が必要です。

避妊法の種類

避妊法	内容	失敗率	メリット	デメリット
低用量ピル（OC）	エストロゲンとプロゲステロンという2つの女性ホルモンを含む薬を飲むことで避妊効果を発揮する	0.3～8%	・毎日きちんと飲むことで97.7%の避妊効果が発揮できる ・副効果がたくさんある	毎日服用しなければならない
コンドーム	薄いゴムのカバーで性器を覆い、避妊する	2～15%	性感染症を予防できる	装着ミスなどによる失敗率が高い
IUD	子宮内に小さな器具を挿入することで着床を防ぐ	0.6～0.8%	・高い避妊率がある ・女性自身が挿入を決定できる	・検診が定期的に必要である ・不正出血や長期挿入による感染症などがある
IUS（ミレーナ）	IUDの進化版であり、プロゲステロンを放出することで避妊効果を得る	0.2%～	・薬の飲み忘れを避けられる ・経血量が減少する	・不正出血が起こることがある ・安価ではない
避妊手術	手術によって精子や卵子の通り道をふさぐ	0.5%～	かなり高い確率で避妊ができる	・元に戻すことが困難である ・手術費用が高価 ・手術による合併症が起こる可能性がある

低用量ピルは副作用が気になります

低用量ピルは避妊はもちろんですが、生理日のコントロール、生理痛やＰＭＳの改善など、日々の生活をより快適にしてくれる、非常に便利な存在です。

ところが日本ではピルの普及率はかなり低いのが現状です。フランスでは33・1％、イギリスで26・1％、アメリカで13・7％といわれる中、日本は２・９％にとどまっています（出典：「避妊法２０１９［Contraceptive Use by Method 2019］」）。海外では薬局で買えるけど、日本では受診して処方箋をもらわないと入手できないということも大きいのですが、もうひとつは多くの人が「ピルは怖い」という不安を持っていることにも理由があるように思います。

◎低用量ピルの「副作用」と「副効用」

もちろん、低用量ピルも薬ですから副作用はないわけではありません。特に飲み始めは頭痛、吐き気、胸の張り・痛み、不正出血などの副作用が出る人がいます。ただ私の感覚ではこうした副作用の出る人は10人に１人ぐらいの割合で、残りの９人は出ません。

気を付けるべきは、飲み始めに血栓症（血の塊ができて血管が詰まる）が起こるリスクがあるこ

低用量ピルの避妊以外の効果

- 生理痛の軽減
- 子宮内膜症の進行抑制と症状改善
- 過多月経の減少　・貧血の改善
- 生理不順の改善、ホルモンバランスの改善
- 排卵痛および、出血性黄体嚢胞化の予防
- PMS(月経前緊張症)の改善　・プレ更年期症状の改善
- 骨粗鬆症の予防　・ニキビの改善
- 子宮がん、卵巣がん、大腸がんの発生予防

と、子宮頸がんや乳がんのリスクが上がる（1・1倍上昇）ことです。しかしその一方で、子宮体がん、卵巣がんの発症リスクをそれぞれ30％下げるという「副効用」もあります。

またピルについてよく質問を受けるのは、「飲み続けていると排卵ができなくなって不妊症になりませんか？」というもの。排卵を抑制するのは「飲んでいる間」だけです。

また、生理不順が原因で低用量ピルを処方され服用している方の中には、多嚢胞性卵巣症候群などの排卵障害があり、不妊症の原因となる場合があります。

つまり、元々不妊症が起こりやすい多嚢胞性卵巣症候群が原因で、ピルを処方されていることがあるのです。逆にいえば、生理不順でピルを飲んでいる人の中には、実際には不妊症が起

こりやすい病気がある人もいるため、処方前の検査は非常に重要なのです。

メリットとデメリットをよく理解し、冷静に判断することが大事です。

◎低用量ピルでライフイベントを快適に乗り切る

「大切な日が生理日に当たりそうで困った！」という経験は、女性なら誰もがあるのではないでしょうか。低用量ピルは避妊に使うものというイメージが強いかも知れませんが、大きな効用として「生理日をコントロールできる（月経移動）」ということがあります。

受験や部活の試合、合宿、大切な商談など、大事なライフイベントが生理日と重なりそう！というとき、中容量ピルという別の種類のピルを飲むことで移動させることができます（生理予定日を早くするか、遅くするかは個人の生理の状態で変わります）。トイレや漏れの問題を気にしなくてよいから、成績やパフォーマンスも上がるはずです。

また、低用量ピルを飲んでいれば、生理日がかなり規則正しい周期でくるので予定が立ちやすいということもあります。私も東京オリンピックの水泳競技の救護ドクター、パラリンピックのドクターボランティアとして参加した経験がありますが、トップアスリートは試合や大会が生理日に当たらないよう、ピルでコントロールするのが普通です。

これらをきっかけに低用量ピルをスタートさせるのもいいかもしれません。

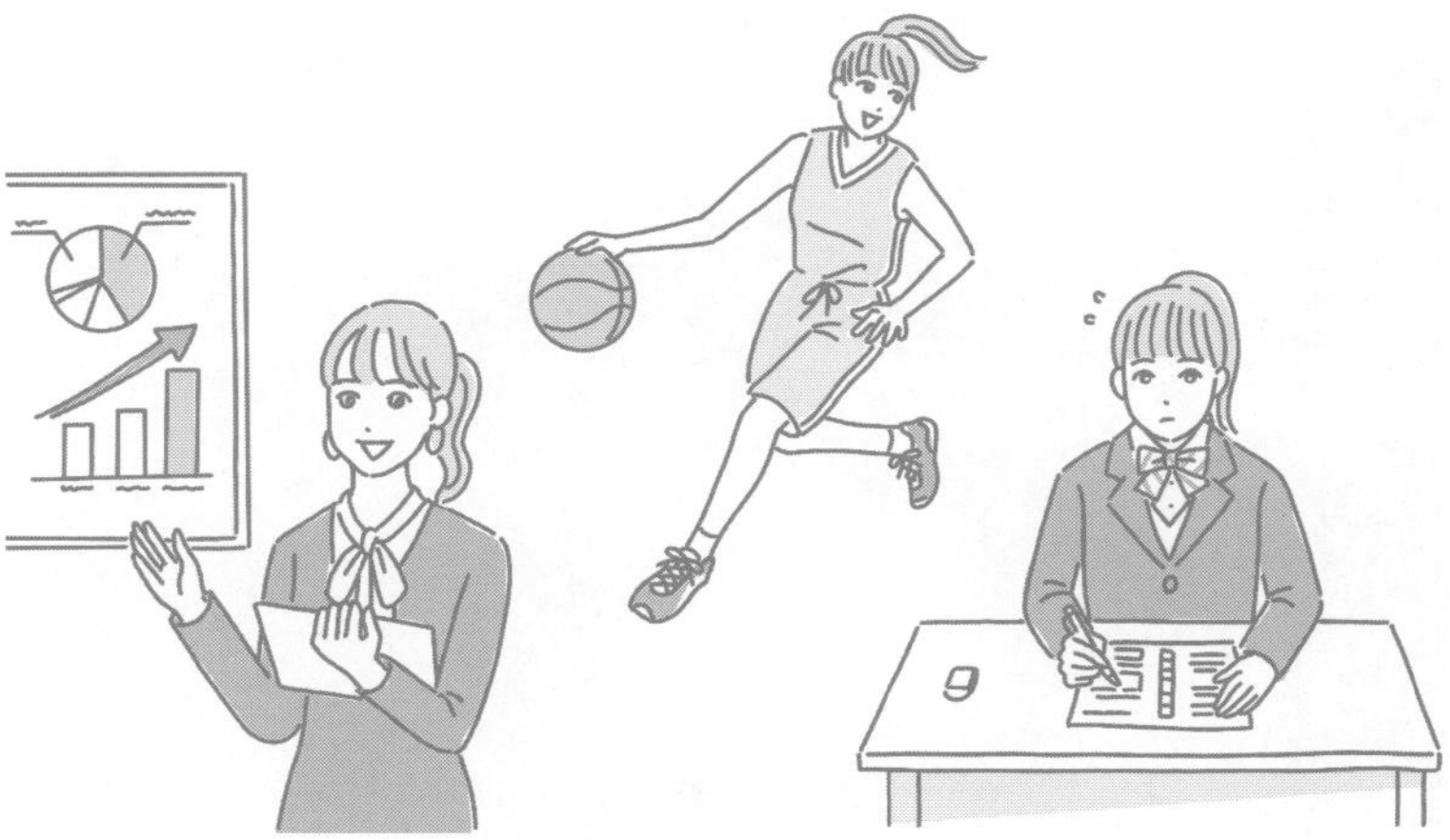

ちなみに、日ごろ低用量ピルを飲んでいないけれど、旅行などで一時的に生理日をずらしたいという場合は、中用量ピルを使用します。

ピルが活用できるライフイベント

- 高校受験、大学受験
- 部活の試合、スポーツ大会
- 習い事や部活の発表会
- 大切な商談
- プレゼンテーション
- 合宿
- 旅行
- 結婚式

話題の「月経カップ」ってどんなもの？

生理日をより快適に過ごすために私がおすすめしているものが「月経カップ」です。月経カップは膣内に挿入して経血をためるカップのこと。67ページのイラストのような形状をしていて、折りたたんで膣に挿入すると、中でパカッと開いて膣壁にぴったり密着します。正しく装着できれば漏れることはありません。水泳や温泉、運動も大丈夫です。アスリートでも使っている人は多くいます。職業柄、長時間トイレに行くことができないことがある方にもよいと思います。

月経カップのメリットは何といっても経血をためる容量が大きいこと。製品にもよりますが、ナプキン3～4枚分、タンポン3～4本分をためることができ、最長8～12時間の使用が可能です。経血が空気に触れないのでニオイがなくなるし、ナプキンのような蒸れもありません。また、タンポンと違って外にひもが出ることもありません。

◎経血量がわかれば健康管理にも役立つ！

私が婦人科医として、月経カップを推すもうひとつの理由は、経血量や経血の色が把握しや

月経カップと使い方

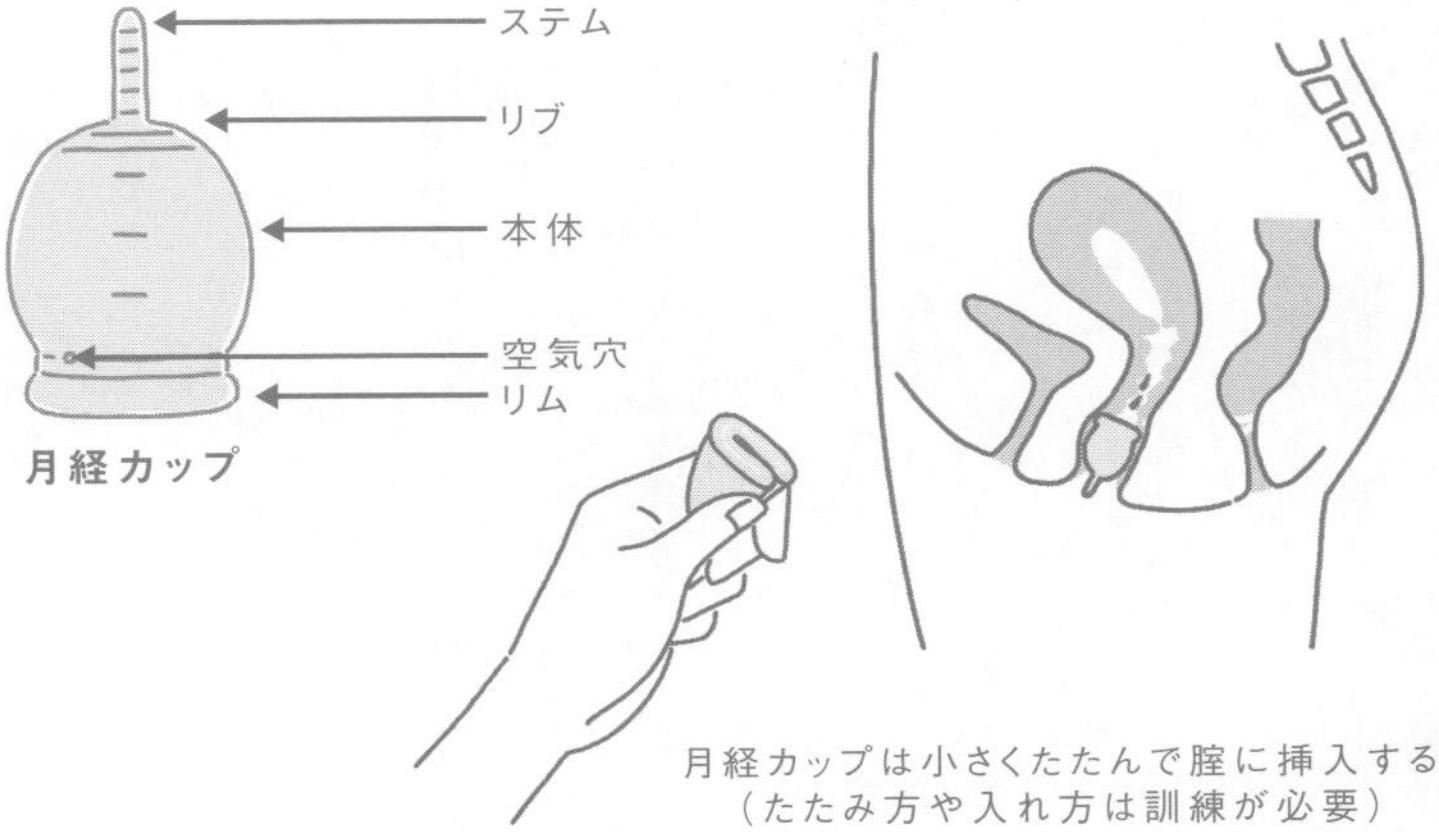

月経カップは小さくたたんで膣に挿入する
（たたみ方や入れ方は訓練が必要）

すいことです。月経カップにはメモリがついており、1日の経血量を測ることができます。いつもより多いときなど、異変に気付きやすくなります。

経血量は1回の生理で20〜140ミリリットルといわれていますが、データがまだまだ少ないのが現状です。使った人のビッグデータを集めれば、かなり正確な「経血量の標準値」が算出できるはずです。その意味でも月経カップがもっと広まることを期待しています。

また、医学的に月経カップなどを用いた研究を扱う医師や研究者が増えるといいですね。

履くだけでOKな「吸水型サニタリーショーツ」って？

月経カップと同様に次世代の生理用品として話題となっているのが、「吸水型サニタリーショーツ」です。

見た目は普通のサニタリーショーツなのですが、水分を吸い込む素材が使われていて経血を直接受け止めてくれます。クロッチ（股）部分が表面素材、吸着素材、防水素材など何層かになっていて、吸い込んで漏らしづらい仕組みになっています。表面にはドライ素材が使われているのでサラサラして、気持ちの悪いべたつきを抑えてくれます。

吸水量は製品によって差はあるものの、ナプキン2～4枚と、かなりしっかり吸水する力があります。

使い方としては「生理が始まりそうな日」あるいは、「終わりかけの日」、あるいは「多い日にナプキンやタンポンと併用する」という方法もあります。おりものが多い日や軽い尿漏れにも使えます。

使った後は、経血を水洗いか付け置き洗いで落とし、ネットに入れて洗濯機で洗えます。

◎小学生のお子さんも活用してほしい

私が吸水型サニタリーショーツを特におすすめしたいのは、小学生のお子さんです。初潮の低年齢化がいわれていて、早ければ小学校3年生で生理が始まる子もいます。

ナプキンの入ったポーチを持ってトイレに行こうとすると、男子にからかわれるといったケースがあるようで、それを気にして学校に行きたくないという子もいます。

このようなときに吸水型サニタリーショーツが大いに役立つと思うのです。ナプキンを使う場合でも、このショーツを併用することで漏れの不安を解消できるのは大きいと思います。

最近では、各社からさまざまな吸水型サニタリーショーツが発売されています。私のクリニックでも扱っていますが、せっかく生理日を快適にするためのツールですから、しっかり情報を集めてご自分に合ったものを選ぶことをおすすめします。

「アフターピル（緊急避妊薬）」ってどんなもの？

アフターピルは、避妊に失敗したり、不安な場合、性犯罪など望まない性行為が発生した場合に、性行為の後で飲む、緊急的に妊娠を阻止する薬です。

女性ホルモン（エストロゲン、プロゲステロン）を主成分としていることでは低用量ピル、中用量ピルと同じですが、用途や服用方法がまったく異なります。

アフターピルは排卵をさせないこと、排卵を遅らせること、この2つの効果で妊娠を妨げます。

排卵前には排卵自体を遅らせ、排卵をしてしまった後は、受精卵が子宮内膜に着床しづらくすることで妊娠の可能性を大幅に低くする薬です。

十分な効果を得るためには性交渉の後、72時間以内に飲むことが前提で、飲むのが早ければ早いほど効果があります。ノルレボ錠の場合、全体（0〜72時間の服用）では85%、0〜24時間以内で95%、25〜48時間以内で85%、49〜72時間で58%の避妊効果があるといわれています(Lancet 1998;352:428-433)。

アフターピルを飲んで避妊に成功したサインとして、3〜21日以内に出血（消退出血）が起こります。起こらない場合は、妊娠のチェックをすることをおすすめします。

◎悩んでいないで婦人科へ！

アフターピルは婦人科で処方してもらえます。電話などで事情をお話しいただければクリニックも迅速に対応すると思います。オンライン処方を受け付けているクリニックもあります。ただ、オンラインの場合は、薬が届くまでタイムラグができてしまうことが多く、注意が必要です。

避妊に失敗したり、望まない性交渉が起こってしまったら、誰もが「妊娠したらどうしよう」と悩んでしまうことでしょう。でもその悩んでいる時間がもったいない。1分でも1時間でも早くアフターピルをもらいに行ってほしいと思います。

ただ、問題になるのは土日や連休の場合です。当院の場合は土日も開けていますが、同様に土日診療をしているところも探せばあるはずです。連休中なども休日診療をしているところがあるので、ネットなどで探してみてください。あらかじめ情報収集をしておくといいかもしれません。

「ＩＵＤ」、「ＩＵＳ（ミレーナ）」ってどんなもの？

ピル以外の婦人科で扱う避妊具についてもご紹介しましょう。

◎最長5年間効果が持続する「ＩＵＤ」

まず、「ＩＵＤ＝Intrauterine device」。これは子宮の中に避妊具を入れることによって、妊娠を阻止する避妊具のことです。74ページのイラストのような柔軟性のあるT字型をしているものもありますが、さまざまな形があります。子宮内に装着することで精子の運動を妨げ、精子と卵子の受精を阻害することで妊娠の可能性を大幅に減らします。避妊成功率は99％以上と高く、ピルとほぼ同じといわれています。１回装着すれば2～5年間効果が続きます。

◎生理痛にも効果がある「ＩＵＳ（ミレーナ）」

もうひとつ、これもＩＵＤの一種なのですが、最近出てきたもので「ＩＵＳ＝Intrauterine system」（ミレーナ）という避妊具があります。これはプロゲステロン（黄体ホルモン）を放出するプラスチック製の小さな器具です。子宮内に入れることでプロゲステロンが徐々に放出され、子宮内膜が厚くなるのを防ぎ、受精卵を着床しづらくします。

こちらも最長5年間効果が持続します。避妊効果は99・8％ともいわれ、ピルよりさらに高い避妊効果があるとされています。

IUDとミレーナの違いは、ミレーナは生理痛や経血量の減少にも効果があるということです。プロゲステロンの効果で、58ページで述べたミニピルと同じような効果が得られるのです。

IUD、ミレーナ共に入れた直後は軽い痛みや違和感、不正出血のある人がいますが、徐々に消失していきます。

◎「IUS（ミレーナ）」の副作用

ミレーナは最長5間効果が続きますが、使用期限が近くなると効果が低下する可能性があります。5年以内に新しいものと交換してください。

また、副作用としては、月経出血日数の延長、月経時期以外の不正出血、腹痛、卵巣嚢胞などが起こることがあります。さらに、重大な副作用として、子宮や卵管など骨盤内に炎症が起こる骨盤腹膜症や子宮に穴があく子宮穿孔が起こることもあります。高熱や下腹痛、異変を感じた場合は、受診が必要です。

「IUD」と「IUS」（ミレーナ）

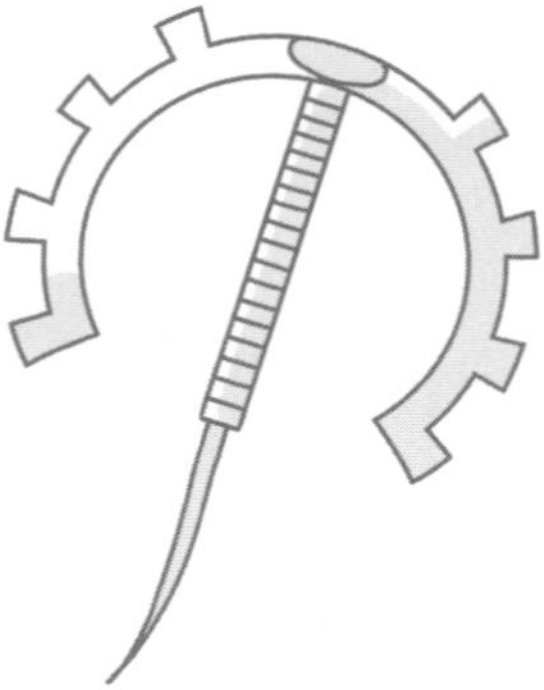

IUD 最長5年間効果が持続

子宮の中に避妊具を入れて、妊娠を阻止する避妊具。柔軟性のあるT字型で、子宮内に装着して精子と卵子の受精を阻害。避妊成功率は 99%以上、1 回装着すれば２～５年間効果が続く。

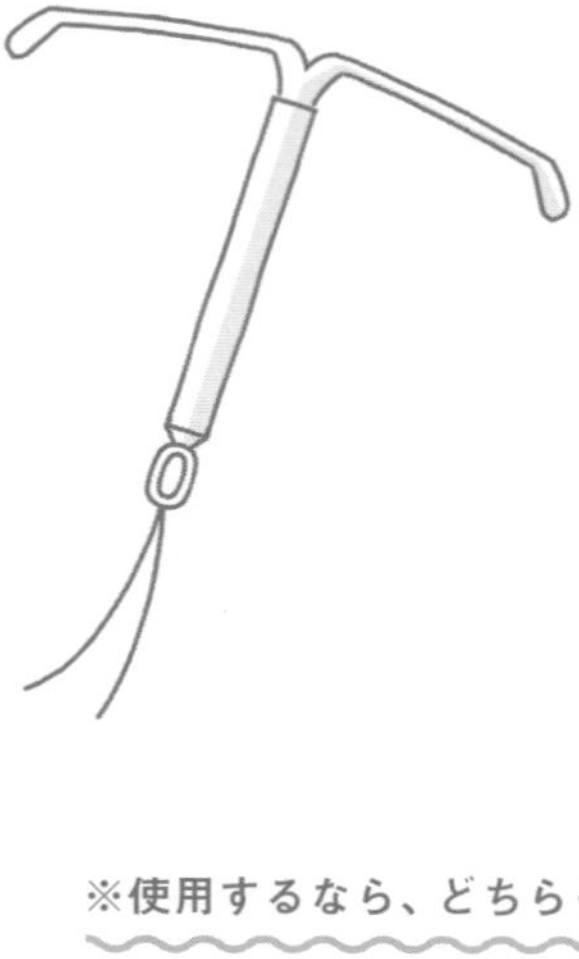

IUS（ミレーナ）生理痛にも効果あり

「IUD」の一種で、プロゲステロン（黄体ホルモン）を放出するプラスチック製の小さな器具。子宮内に入れるとプロゲステロン（黄体ホルモン）が放出され、受精卵を着床しづらくする。避妊成功率は 99.8%ともいわれ、最長５年間効果が持続。

※使用するなら、どちらも必ず定期検診が必要です！

◎使うなら必ず定期検診を！

入れっぱなしで最長5年の避妊効果というと夢のような避妊器具ですが、ひとつだけ忘れてほしくないことは定期検診です。ミレーナの説明書には、1カ月後、3カ月後、6カ月後、1年後、その後は1年ごとの検診が推奨されています。

どちらもからだにとっては異物には違いありませんから、感染症のリスクもあります。5年を超えて入れっぱなしにしないことが何よりも重要です。

子宮頸がんワクチンは受けた方がいいの？

実は子宮頸がんの原因の95％以上が性交渉によるヒトパピローマウイルス（ＨＰＶ）感染によるものです。感染しても全員ががんになるわけではありませんが、一部の人は数年〜数十年の期間を経て子宮頸がんを発症します。この「ＨＰＶに対する免疫」を作るのが子宮頸がんワクチンの目的です。ＨＰＶは子宮頸がん以外にも、膣がん、外陰がん、肛門がん、陰茎がんや尖圭コンジローマの発生にも関わり、ワクチン接種はこれらのがんの予防にもなります。

ワクチンの接種が進んでいるイギリス、スウェーデンなどでは、子宮頸がんの発症リスクが低下したというデータが出てきています（出典：日本産科婦人科学会）。現在、日本では自治体で定期接種が行われており、12歳から16歳の女性であれば無料で接種できます。26歳までは接種が推奨されていますが、それ以上の年齢の場合は婦人科で相談してみてください。

◎子宮頸がんワクチンは副反応が怖い？

子宮頸がんワクチンというと「副反応が怖いから受けたくない」という人も少なくありません。これはかつて子宮頸がんワクチンを受けた人に、広い範囲の痛みやけいれん、歩行障害などの反応が出たことが大きく報道されたからです。

その後、国内外においてさまざまな調査研究が行われ、歩行障害やけいれん、痛みや自律神経障害などの症状については、子宮頸がんワクチンとの因果関係はないことがわかっています。

とはいえ、ワクチンはどれもそうですが、まったくリスクがないわけではありません。子宮頸がんワクチンは私自身も接種したのですが（男性も接種がすすめられます）、結構痛みが強いのです。痛みで気分が悪くなったり、まれに失神したりする人もいます。ですからある程度、痛みに耐えられる年齢になってから打つことをおすすめします。

子宮頸がんは、20～30代の若い世代に増加してきており（37ページ参照）、ピークが30代後半から40代になってきています（出典：日本産科婦人科学会）。「マザーキラー」とも呼ばれ、出産・子育て世代の若い女性が命を失うケースも見られます。メリットとデメリットをよく理解して接種すべきかどうか判断してください。

HPVワクチンは、予防できるHPVウイルスの数によって3種類のワクチンがあります。2022年11月現在では、4価のワクチン（ガーダシル®）が多く使われているようです。ガーダシルのHPVウイルス予防率は、65・4％。一方、自費扱い※の9価のワクチン（シルガード®）のHPVウイルス予防率は、88・2％です（共に出典：Sakamoto J et al.Papillonauirus Ros 2018）。

※2023年現在は、シルガード®も公費扱いになっています。

デリケートゾーンのかゆみ・かぶれの原因は？

デリケートゾーン（性器周辺）のかゆみ、かぶれなどのトラブルは非常によくある悩みです。デリケートゾーンは下着やナプキンなどで刺激を受けやすい上、汗や分泌物などで蒸れやすい場所です。

原因は大きく2つあり、ひとつは感染症などの病気が原因で起こっている場合、もうひとつは刺激によるかぶれ（接触性皮膚炎）です。

まず感染症について説明します。腟カンジダ、性器ヘルペス、腟トリコモナス症などの性感染症はかゆみを伴うことが多くあります。

また「萎縮性腟炎」といって、閉経によって女性ホルモン（エストロゲン）が低下することによって、陰部の潤いがなくなって乾燥し、かゆみが起こることもあります。

「かぶれ（接触性皮膚炎）」の場合は、下着、ナプキン、おりものシートなど接触している物の刺激によってかぶれが起きます。最近は尿漏れパッドでかぶれる人も増えてきています。

◎かゆみや不快感を我慢しないで

デリケートゾーンのかゆみは「恥ずかしい」「大したことではないから」といって我慢してしまう人が多くいますが、やはり受診をおすすめします。

受診することでそのかゆみが病気からきているものか、かぶれからきているものかが判断できて、適切な治療を受けることができます。かぶれの場合は外用薬などで治療します。

デリケートゾーンのかゆみは、自分で市販の外用薬などを塗って治そうとする人も多いようです。もちろんそれで治ればいいのですが、改善しない場合は受診してください。またかなりかゆみが強い場合、かゆみだけでなく別の症状（腫れ、出血、発熱）などがある場合もすぐに受診することをおすすめします。

性感染症（STD・性病）になったかもしれない、どうしたらいい？

性感染症（性病）は性的行為によって移される感染症のこと。以前は「性病」といいましたが、最近は性感染症（STD＝Sexually Transmitted Disease）と呼ばれるようになっています。主なSTDは以下の通りです。

性感染症の種類

- クラミジア感染症：STDの中でも最も多い感染症です。自覚症状がない場合もありますが、女性の場合は不正出血、おりものの増加、下腹部痛などの自覚症状があることが多いです。
- 性器ヘルペス：外陰部に水泡やただれが起き、痛みが出る場合もあります。再発率の高い感染症です。
- 淋菌感染症：おりものや不正出血が出るのが一般的ですが、無症状の場合もあります。
- 尖圭コンジローマ：外陰部を中心に赤～褐色のいぼができます。
- 梅毒：近年また増えてきている病気です。感染してすぐ症状が出るわけではなく、3週間ほ

ど経過した後に感染が生じた皮膚や粘膜に硬いいぼのようなものができます。これらの症状は一時的に消えるため、気づかないことも多いのです。妊娠中に梅毒に感染すると赤ちゃんにも感染するため注意が必要です。

- マイコプラズマ：２０２２年より保険収載が下りた感染症で、近年、増加しています。

このほかにもトリコモナス膣炎、ケジラミ症などがあります。

◎性病は受診しづらい？

「性病にかかったなんて恥ずかしい」と受診をためらってしまう人もいるかもしれません。ですが、ＳＴＤは誰でもなる可能性のある病気です。特に体調が悪いとき、抗生剤を飲んでいるときなど、免疫力が落ちているときにかかりやすくなります。当院でも患者さんはかなり多いですが、若い方などはあっけらかんと受診してきます。

性病はどれであっても「自然治癒」はしません。受診を先延ばしにしている間に症状が悪化することもありえます。逆にいえば、ほとんどの病気が内服薬の服用で治癒しますから、安心して受診してください。

COLUMN 3

注目されるピルのオンライン処方

最近、ピルのオンライン処方が話題を集めています。当院でも基本的にかかりつけの方を対象としてオンライン処方を導入しています。

クリニックによってシステムが違うと思いますが、当院はまず、対面診察を行って超音波や血液検査などで異常がないことを確認した後、オンライン診察に切り替え、ご自宅にピルを郵送しています。自宅に居ながら受け取れると患者さんには好評です。その際、ほかの検査の結果を通知したり、そのほかの薬の同時処方も可能です。

基本的には当院のかかりつけの方を対象としていますが、場合によっては初診の方でも受け付けています。

月経困難症などでピルを受け取りたい方の中には、子宮筋腫や内膜症などの病気があったり、月経不順でピルを使用したい方には、多嚢胞性卵巣症候群やがんなどの病気が潜んでいる場合もありますから、きちんと診察を受けてからピルを処方してもらうことが大切です。

オンライン診察を行っている医療機関の中には、きちんとした診察を行わずに処方しているところもあるようです。この場合もかかりつけの婦人科を作ることが重要となります。

PART

3

成熟期の悩み・不安

この章では
子宮や卵巣の悩み、
不安についてお話しします

出産経験がないとかかりやすい病気ってあるの？

出産経験の有無は一部の婦人科系の病気のリスクと関係しています。

◎出産経験と婦人科系疾患の深い関係

出産経験がない方がなりやすい病気は、子宮体がん、子宮内膜症、子宮筋腫などです。一方、出産経験がある場合、子宮頸がん、腹圧性尿失禁、子宮脱（後述）などになるリスクが上がります。

逆に出産経験があるとかかりづらい病気もあって、子宮筋腫、子宮内膜症、チョコレート嚢胞などです。これらは妊娠・出産によってリスクが下がったり、改善する場合もあります。

出産経験の有無でかかりやすい病気が異なる

- 出産経験があるとなりやすい病気：子宮頸がん、腹圧性尿失禁、子宮脱など
- 出産経験がないとなりやすい病気：子宮体がん、子宮内膜症、子宮筋腫など

◎病気のリスクは女性ホルモンと関係している

なぜ、妊娠・出産経験の有無が病気のリスクと関係があるのでしょうか。それは女性ホルモンと深い関わりがあります。

女性ホルモンにはエストロゲン（卵胞ホルモン）とプロゲステロン（黄体ホルモン）の2つがあります。

妊娠・出産をしない人はエストロゲンだけが高い期間が長くなり、エストロゲンと関わりのある子宮体がんなどの病気のリスクが上がります。

一方、出産経験のある人は逆に子宮頸がんなどのリスクが高くなります。出産の回数、性交渉の回数が多いこともリスクファクターとなります。

また腹圧性尿失禁、子宮脱については出産によって骨盤底筋や靭帯がゆるんでしまうことによって起こりやすくなります。

婦人科の病気にはどんなものがあるの？（症状などの特徴）

主な婦人科の病気や症状には以下のようなものがあります。それぞれについて簡単に説明しましょう。

婦人科の病気や症状

- 子宮がん（子宮頸がん、子宮体がん）：子宮下部の管状の部分である「子宮頸部」にできるがんを子宮頸がん、子宮上部の袋状の部分である「子宮体部」にできるがんを子宮体がんといいます。詳しくは88ページで述べます。
- 子宮筋腫：子宮にできる良性の腫瘍です。詳しくは92ページで述べます。
- 子宮内膜症：子宮の内膜が何らかの原因によって子宮の内側以外のところで発生するものです。詳しくは94ページで述べます。
- 卵巣腫瘍：卵巣に発生する腫瘍です。さまざまな種類があり、悪性のもの（がん）と良性のもの、そして境界悪性があります。詳しくは96ページで述べます。
- 不正出血：生理以外の出血を不正出血といいます。ホルモンの異常や病気によって起こりますが、病気によるものではない場合もあります。原因を究明することが重要です。

○子宮腺筋症：子宮内膜に似た組織が子宮の筋肉の中にできる病気です。

○子宮頸管ポリープ：子宮頸部にできて、子宮の入り口から飛び出してくる良性の腫瘍です。

○バルトリン腺嚢胞：バルトリン腺は性的に興奮したときに分泌されるものですが、この腺が雑菌の感染によって炎症を起こし入り口がふさがってしまうことで、中で嚢胞ができた状態です。

○月経前症候群（PMS）：54ページをご参照ください。

○更年期障害：109ページをご参照ください。

「子宮頸がん」「子宮体がん」ってどんな病気？

子宮にできるがんは子宮の入り口（頸部）にできる子宮頸がんと、子宮の奥の方にできる子宮体がんがあります。

◎子宮の入り口にできる「子宮頸がん」

すでに述べたように子宮頸がんの原因のほとんどは性交渉によるHPV（ヒトパピローマウィルス）の感染によるものです。子宮頸がんは、「子宮異形成」といわれるがんの前段階を何年か経てからがんになります（89ページ参照）。自覚症状は初期段階ではないことが多いのですが、がんが進行すると、不正出血や、おりものが増えたり茶色くなったりします。また性交出血といって、性交の際に出血することもあります。

◎子宮の奥にできる「子宮体がん」

子宮体がんは子宮の奥の方にできるがんです。発症には女性ホルモン（エストロゲン）が深く関わっているとされています。閉経前はエストロゲンとプロゲステロンのバランスが保たれ

HPVが子宮頸がんになるまで

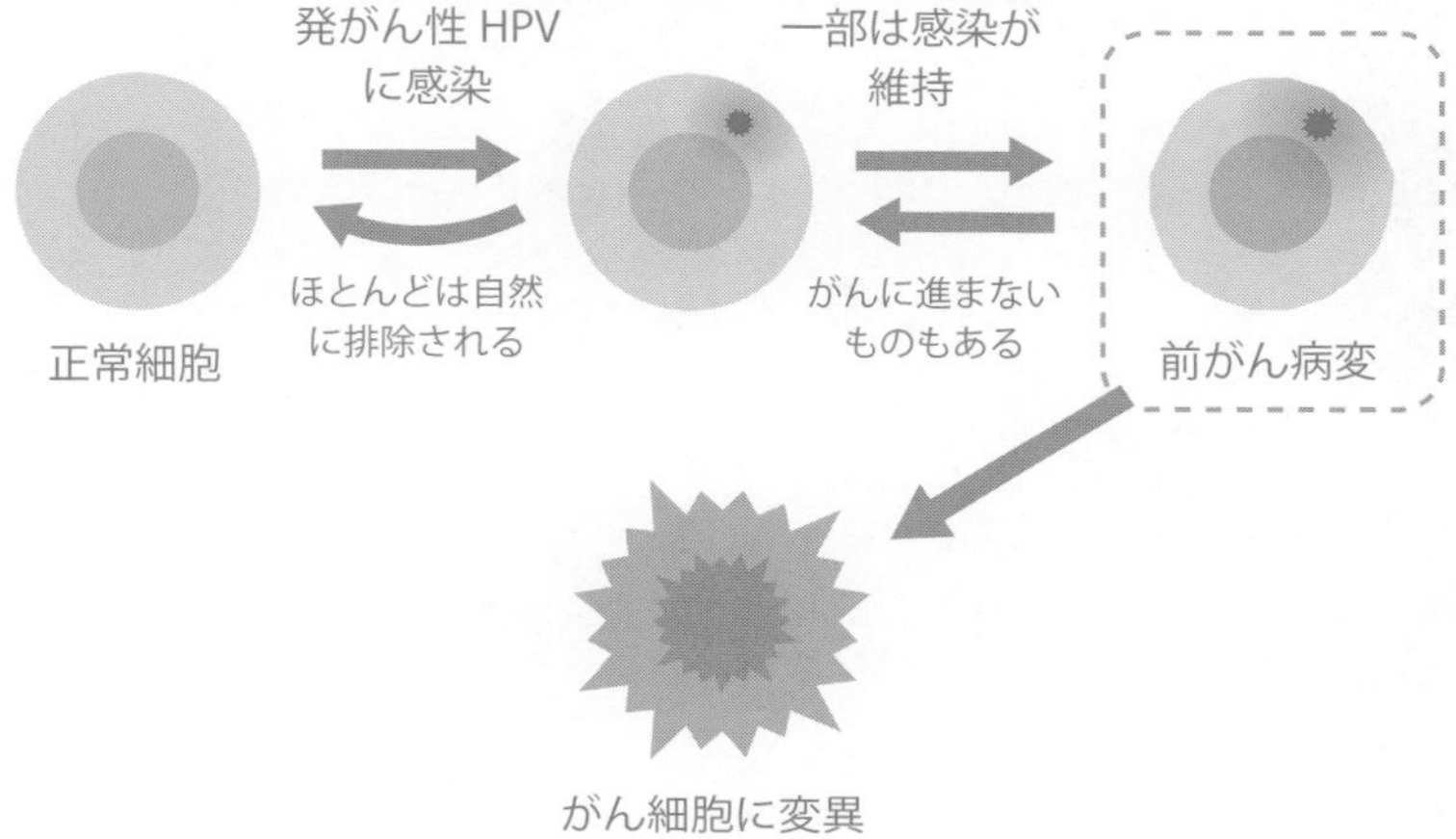

て、生理の度に「子宮内膜がはがれてまた再生する」ことを繰り返します。

しかし閉経後や排卵が正常に行われていないと、エストロゲンだけが過剰に働いてしまい、子宮内膜が増殖し続けます。これが子宮体がんの原因となると考えられています。

自覚症状としては不正出血です。特に閉経後の出血は注意しましょう。ほかにおりものの異常、性交痛、下腹部の痛みなどがあります。

子宮頸がんと子宮体がんができる部位

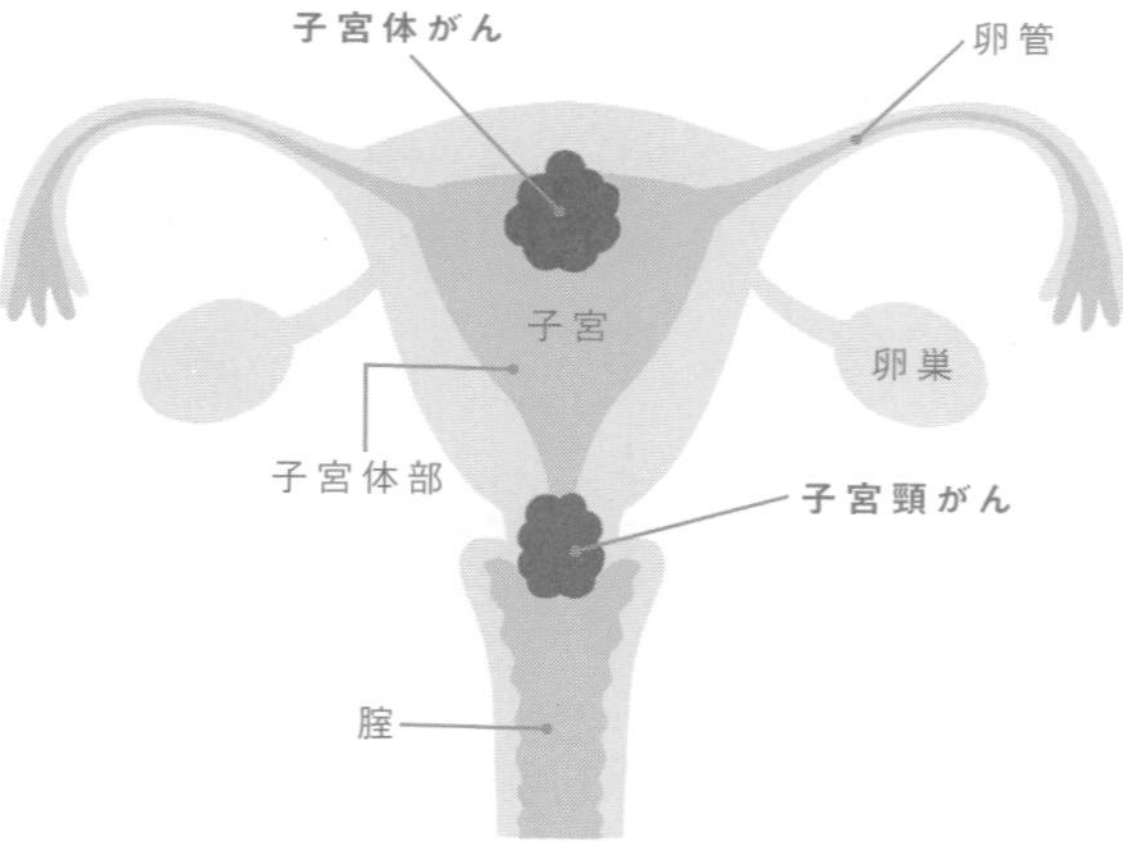

◎子宮頸がんと体がんの違いって？

子宮頸がんと子宮体がんは同じ子宮にできるがんですが、前に述べたように、まったく別の病気と考えていいほど性質が違います。

まず原因はすでに述べたように子宮頸がんはHPVウイルスであることが大半なのに対し、子宮体がんは女性ホルモンが関わっているとされています。

またかかりやすい年齢層も異なり、子宮頸がんは20歳後半から40代までがかかりやすいのに対し、子宮体がんは50代から60代の人に増えています。

治療は病気のステージによって手術（外科治療）、放射線治療、薬物療法などが行われます。

◎子宮頸がんと体がんになりやすい人の違い

子宮頸がんになりやすい人と体がんになりやすい人では以下のような違いがあります。

子宮頸がん・体がんになりやすい人

- 子宮頸がんになりやすい人……性交年齢が低い、性交の回数が多い、出産経験がある（多産）、喫煙をしている人
- 子宮体がんになりやすい人……閉経前後の人、生理不順・排卵障害のある人、出産経験がない（少ない）、肥満の人、糖尿病がある人

◎合言葉は「早期発見・早期治療」！

がんというと怖いイメージが先行するかもしれませんが、何よりも危険なことは検査をせずに放置してしまうことです。

子宮頸がん、体がんいずれも早期に発見して治療をすれば治癒する確率はかなり高い病気です。ワクチンの接種、そして定期検診がなによりも重要です。

「子宮筋腫」ってどんな病気？

子宮筋腫は子宮にできる良性の腫瘍（こぶ状のもの）です。

できる場所によって3つのタイプがあります。子宮の外側にできる「漿膜下《しょうまくか》筋腫」。子宮の筋肉の中にできる「筋層内筋腫」、子宮の内膜のすぐ下にできる「粘膜下筋腫」です。

漿膜下筋腫は腸や膀胱を圧迫するような場所にできると、頻尿になったり、便秘になったりという症状が出ます。同時に経血量の増加や生理痛が起こる場合もあります。

筋層内筋腫は、経血量の増加や生理痛が強くなるなどの症状が出ることがあります。

粘膜下筋腫は、生理を起こす内膜に接してできるので、経血量が多くなったり、痛みが強くなったりしやすい傾向にあります。筋腫が小さいうちから症状が出やすく、できる場所の特質上、着床がしづらくなり不妊の原因にもなります。

◎子宮筋腫は放っておいていい？

子宮筋腫は30歳以上の女性の2～3割に見られる、よくある症状です。小さなものから、大きいものではお腹を触ってわかるものもあります。女性ホルモンのエストロゲンによって大き

子宮筋腫の種類と特徴

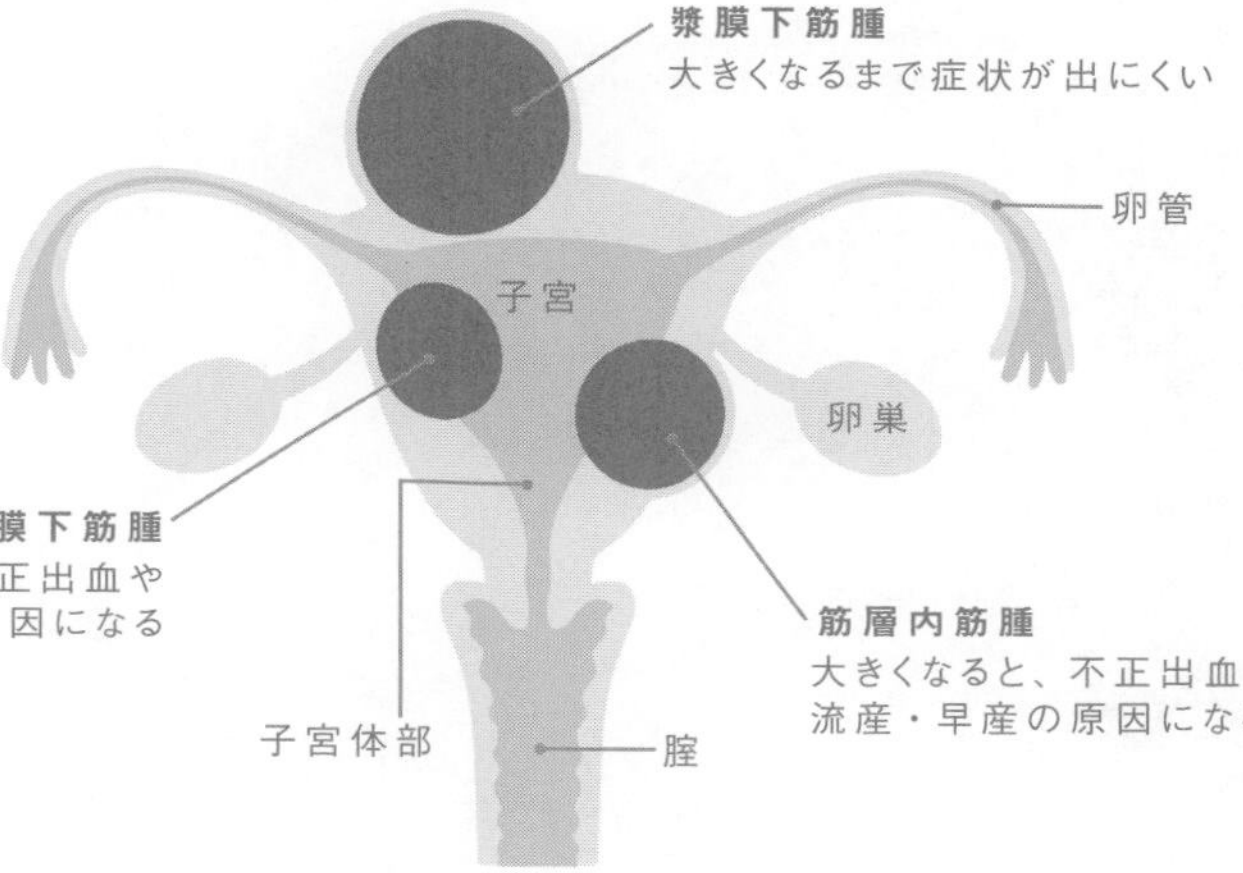
大きくなるまで症状が出にくい
粘膜下筋腫
不正出血や
不妊症の原因になる
大きくなると、不正出血や

くなることがわかっており、エストロゲンの働きが下がる閉経後は自然に小さくなることが多いです。

いずれも検査（婦人科の3大検診）で発見できます。治療は無症状の場合は必要ありませんが、日常生活に支障がある場合は治療（手術または投薬）を行います。

子宮筋腫は放っておくと、知らない間に大きくなって子宮のまわりの血管や臓器を圧迫して思わぬ症状を起こすこともあります。まれにですが、急に大きくなって、実は「子宮肉腫」という悪性腫瘍だったというケースもあります。症状がなくても定期的な検診が必要です。

「子宮内膜症」ってどんな病気？

子宮内膜症とは本来、子宮の内側にあるはずの内膜が、それ以外の別の部位に発生してしまう病気です。この別の部位に発生してしまう内膜を「子宮内膜様組織」と呼びます。子宮筋腫と並び、こちらも婦人科系の病気ではよく聞くもので、一番多いのは卵巣の中にできてしまうケースです。ほかにも、卵管、腹膜、子宮の表面、子宮の筋肉の中、膣の表面、腸の表面などにも発生します。肺や肝臓の表面に起こる場合もあります。

では、子宮内膜症になるとどんなことが起こるのでしょうか。

44ページで生理のしくみを説明していますが、赤ちゃんを迎えるための準備として子宮の内膜がフカフカに厚くなって、赤ちゃんのベッドのような役割を担います。妊娠が成立しなければ内膜はそのまま外に排出されます。いわゆるこれが生理(月経)です。ところが子宮以外のところにできた子宮内膜様組織もこの影響を受け、生理の前後に出血が起こってしまうのです。

◎子宮内膜症になるとどんな症状が起こる？

子宮内膜症によって起こる症状は、内膜症の発生した部位によっても異なります。

卵巣の中にできてしまうと、卵巣の中で毎月出血が起こることで、卵巣が腫れる場合があります。これを「チョコレート嚢胞」と呼びます。

また子宮内膜症が筋肉の中にできることを「子宮腺筋症」といいます。子宮全体が腫れたり、生理痛や経血量の増加といった症状が起こります。子宮筋腫と区別がしづらい病気で、外来で「以前は子宮筋腫と言われたのに、今回は子宮腺筋症と言われた」というケースが起こりますが、超音波検査では、子宮筋腫と子宮腺筋症の違いがはっきりしないことがあるためです。

さらに子宮内膜症が腸の周りにできると、生理の際に排便時痛が強く出たりします。また膣の周りにできると、性交痛が起こることもあります。

肺に発生した場合は、生理の度に呼吸が苦しくなったり、肺の一部が破れて息苦しさや痛みを引き起こす「気胸」になることもあります。

◎生理痛が強い場合は放っておかないで

子宮内膜症の治療は手術または投薬で行います。

子宮内膜症は不妊の原因にもなるし、発生率は高くありませんが、卵巣がんに移行する可能性もあります。特に月経困難症がある場合は、必ず定期診断（経過観察）を受けましょう。

「卵巣腫瘍」ってどんな病気？

卵巣は子宮の左右にひとつずつありますが、ここに腫瘍ができることを「卵巣腫瘍」といいます。卵巣腫瘍は発生する組織によってさまざまなタイプがあります。

「腫瘍というとがんですか？」と驚かれる方もいますが、大きく腫れてしまうものを「腫瘍」と呼び、多くは良性です。しかし悪性（がん）の場合もあるし、また境界悪性といって、がんではあるけれども、悪性度が低いものの場合もあります。

◎症状が出づらい卵巣

卵巣というのはお腹の奥にあり、胃や子宮と違って、外と「管」でつながっていない臓器です。このため病変があっても症状が出づらいのです。特に初期のうちは自覚症状がほとんどありません。進行が進むと、お腹が張ったり、下腹部痛、頻尿、腹水がたまるなどの症状が現れます。治療をせずにそのままにしていると、腫瘍がねじれて卵巣腫瘍茎捻転という状態になったり、卵巣腫瘍の一部が破裂して破綻した場合、激しい下腹痛が起こることもあります。

治療は手術が基本ですが、一部の腫瘍では薬で小さくすることもできます。がんの場合は化

卵巣腫瘍の特徴

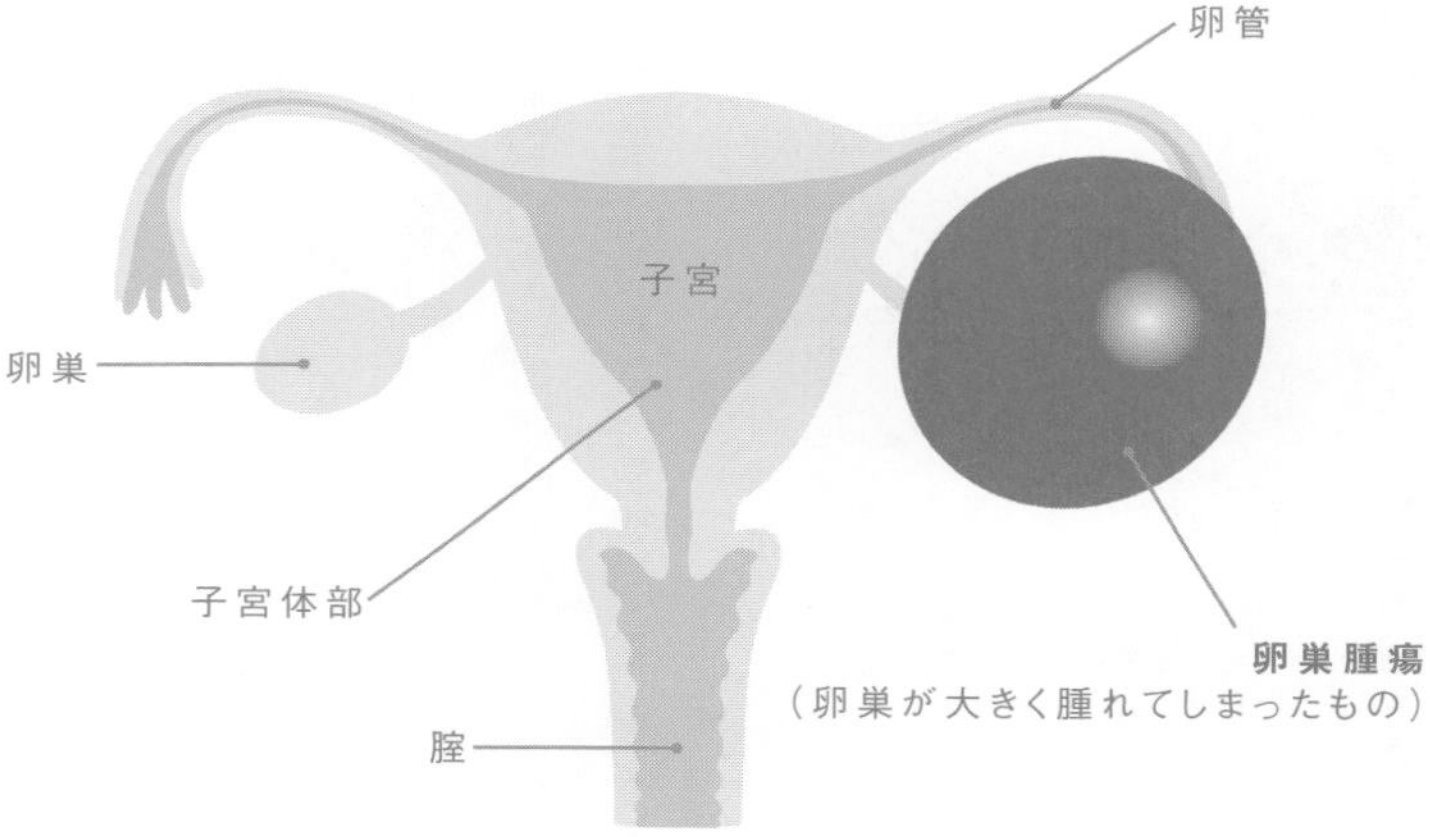

学療法などを併用することもあります。

◎定期検診で発見できる

肝臓はよく「サイレントキラー」と呼ばれますが、実は卵巣も同じ「サイレントキラー」で、症状のないままに病気が進行してしまいます。

よくあるのが、卵巣腫瘍が大きくなってお腹が膨らんでいるのに、「太った」と思い込んでそのままにしているというケースです。実際に診たら、20センチ以上の巨大化（通常の卵巣は2～3センチほど）していたということも珍しくありません。

卵巣腫瘍は超音波検査で容易に発見できます。婦人科3大検診を受けることが何より大事です。

「早発閉経」ってどんな状態をいうの？

後に述べるように、多くの人は45～55歳で閉経を迎えます。それ以前に40歳未満で閉経することを「早発閉経」といいます。

原因は卵巣機能が低下して女性ホルモンのエストロゲンの分泌が低下することです。では、なぜ40歳未満で卵巣機能が低下するのかということですが、ほとんどの場合、原因は不明です。現在考えられている要因としては、染色体の異常、自己免疫疾患（甲状腺炎、白斑、重症筋無力症など）、代謝性疾患（糖尿病やアジソン病など）、ウイルス感染症（おたふくかぜ、流行性耳下腺炎）などがあります。

このほか、抗がん剤や放射線療法を受けたり、卵巣の手術を受けたりした場合なども早期閉経の原因となります。

自覚症状は何もない人もいますが、ホットフラッシュ、のぼせ、イライラといった、通常の閉経と同様の症状が起こる人もいます。

◎早発閉経は治療した方がいいの？

妊娠を希望する場合は治療が必要であるケースが多いです。そうでない場合は、治療するかどうかは本人の選択になります。症状が出ていて日常生活に支障があれば治療を行った方がいいでしょう。

治療は通常の更年期障害と同様にホルモン補充療法や漢方薬治療が行われます。

これも後に述べるように、閉経するとエストロゲンの低下によって骨粗鬆症や動脈硬化が起こりやすくなります。早発閉経の場合、通常より10年ほど早く、エストロゲンが低下するわけですから、これらの発症リスクはどうしても高くなります。

それを考えると症状がなくても、治療を受けることが望ましいといえます。少なくとも50～55歳ぐらいまではホルモン補充療法を受けることで、これらの病気を予防することができます。

性交渉のときに膣が痛くなったり、後で出血するのって大丈夫？

「性交のときにすごく痛い」「後から出血がある」という悩みをお持ちの人はいないでしょうか？　実はこれはよくあること。「どうしていいかわからない」と悩んでいる人も多いのですが、これも婦人科で相談できます。

性交痛については、ペニスを挿入するときに痛みが出る、あるいは性交後に痛みが出るといったものです。人によっては性交そのものが成立しない場合もあります。原因は実にさまざまで、まずこれを特定することが大事です。

多くの場合は子宮内膜症、膣炎、性器ヘルペスなどの病気が関わっています。中でも多いのは子宮内膜症です。特に95ページで述べたチョコレート嚢胞のある場合はかなりの痛みを訴える人が多いです。いずれにしても病気が原因となっている場合は、その治療をすることで性交痛は解消していくはずです。

また、ごくまれに「ラテックス（ゴム）アレルギー」「精子アレルギー」が原因となっている場合もあります。「ラテックスアレルギー」はコンドームに使われている天然ゴムにアレルギーを起こすもの。痛みやかゆみなどの症状が現れます。この場合はラテックスフリー（ラテックス不使用）のコンドームに変える、あるいはピルなど、コンドーム以外の避妊方法に変えるなどの対策があります。精子アレルギーは、精液に含まれるたんぱく質にアレルギーを起こすもの。これはコンドームを使用することで解消できます。妊娠したいときは人工授精、体外受精という方法もあります。

◎性交時出血は病気のサインであることも……

性交時に出血するのは、基本的に「不正出血」と同じです。感染症によるもの、ホルモンの異常によるもの、腫瘍によるものなど病気が隠れていることが考えられます。

また、病気ではなく「子宮腟部びらん」である場合もあります。これは子宮腟部が赤くただれているように見える症状であって、別に病気ではありません。ただ、不正出血が続くような場合は治療することができます。

いずれにしても自己判断をしないで、婦人科で相談しましょう。性交痛のためにセックスができない、あるいは苦痛になって、女性としての自信を失っている人も少なくありません。実際に相談に来る方も多く、治療法もありますので安心して受診してください。

性交時に濡れなくなってしまったのですが……

前項の「性交時の痛み」にも関連しますが、性交時に濡れない、濡れにくいという悩みを持っている人は非常に多くいます。

性行為のときに女性器が「濡れる」のは、性的刺激によって腟内から分泌される腟分泌液によるもの。腟分泌液は無色透明で粘り気があり、ペニスが挿入される際の潤滑剤として働きます。

この腟分泌液が何らかの理由で分泌されない、分泌量が足りないと、スムーズな性交ができません。無理に行うと性器を傷つける可能性もあります。

腟分泌液が分泌されづらい理由もさまざまあるのですが、多いのは更年期によるもの。後に述べるように更年期になると女性ホルモン（エストロゲン）が減少します。このため腟分泌物が十分に分泌されず、腟内が乾燥しやすくなるのです。

更年期でなくても、子宮がんなどで子宮や卵巣を摘出した場合も、こうした症状が起こりやすくなります。

◎濡れない悩み、一人で抱え込まないで

「濡れない」という悩みも実は婦人科で相談していいのです。潤滑剤を出すこともできるし、ホルモン剤を使用するなどの治療法もあります。

大事なことは一人で抱え込まないことです。中にはそれが理由で離婚に至るというケースもありますから、決して放置していい問題ではありません。

ただ、患者さんからしたら、少々相談しづらい話であることも間違いないでしょう。当院の場合は、私ががんの専門医であること、また、婦人科のがんは若いうちに手術を受けるケースがあるため、このような相談を受けることが非常に多いと思います。それでも何度か通って来るうちに、「実はこういうことで悩んでいる」と打ち明けてくるというパターンがほとんどです。

そういう意味でもやはり信頼できる「かかりつけ婦人科」を持つことが重要となってくるでしょう。私自身も医療を提供する側として、患者さんがデリケートなこともカジュアルに相談しやすい雰囲気づくりを心掛けています。

人工妊娠中絶について教えてください

さまざまな事情により、妊娠の継続を希望されない場合に行う手術が人工妊娠中絶手術です。手術が受けられるのは妊娠22週までです。初期（12週未満）の中絶手術の方法は、「掻把《そうは》法」と「吸引法」の2種類があります。掻把術は子宮の中に器具を入れて、内容物を掻き出す方法です。子宮穿孔（子宮に穴があいてしまう）などの合併症が起こりやすいというデメリットがあります。

一方吸引術は、掃除機のような機械で内容物を吸い出す方法です。子宮穿孔は起こりにくく、掻爬法に比べて、より安全な手術です。

12～22週までの場合は、陣痛誘発剤を使い、分娩と同じ方法で行いますが、母体の負担はやはり大きくなります。

◎中絶手術の流れ

当院でも母体保護法による人工妊娠中絶手術を行っています。手術は安全性を優先して「吸引法」のみで行っています（統計によれば、現在は半分近くの病院で掻把術と吸引術を併用しているところが多いようです）。

手術前に子宮頸部（入り口）を拡張する前処置を行うこともありますが、当院ではできる限りこれを行わない方法で対応しています。これによって手術前後の痛みを少なくすることができ、前日の来院や感染のリスクを減らすことができます（やむを得ず当日に頸管拡張を行う場合もあります。その場合退院の時間が延びることがあります）。

特に問題がなければ15分程度で手術は終了します。その後麻酔が醒めるのを3～4時間程度待ち、子宮内の状況を確認したら退院となります。

人工妊娠中絶は少しでも早期に行うことでからだへの負担が少なくなります。赤ちゃんが大きくなってからだと子宮の壁が薄くなり、子宮穿孔という合併症が起こりやすくなるためです。まずは妊娠しているか心配になった時点で受診してください。未成年の方で「親に言えない」と悩んでいる人も多いと思いますが、それも含めて相談していただければ対応します。

2023年4月28日には、飲む中絶薬「メフィーゴパック®」が承認されました（妊娠9週目まで。まだ実際には広くは運用されていません）。

臨床試験では、腹痛や嘔吐などの副作用が報告されましたが、からだへの負担は人工妊娠中絶よりもはるかに軽いと思います。一方で入院管理が必要であったり、うまく排泄されないこともあるので、今後の治療結果の流れに注意が必要です。

COLUMN 4

婦人科で受ける医療脱毛

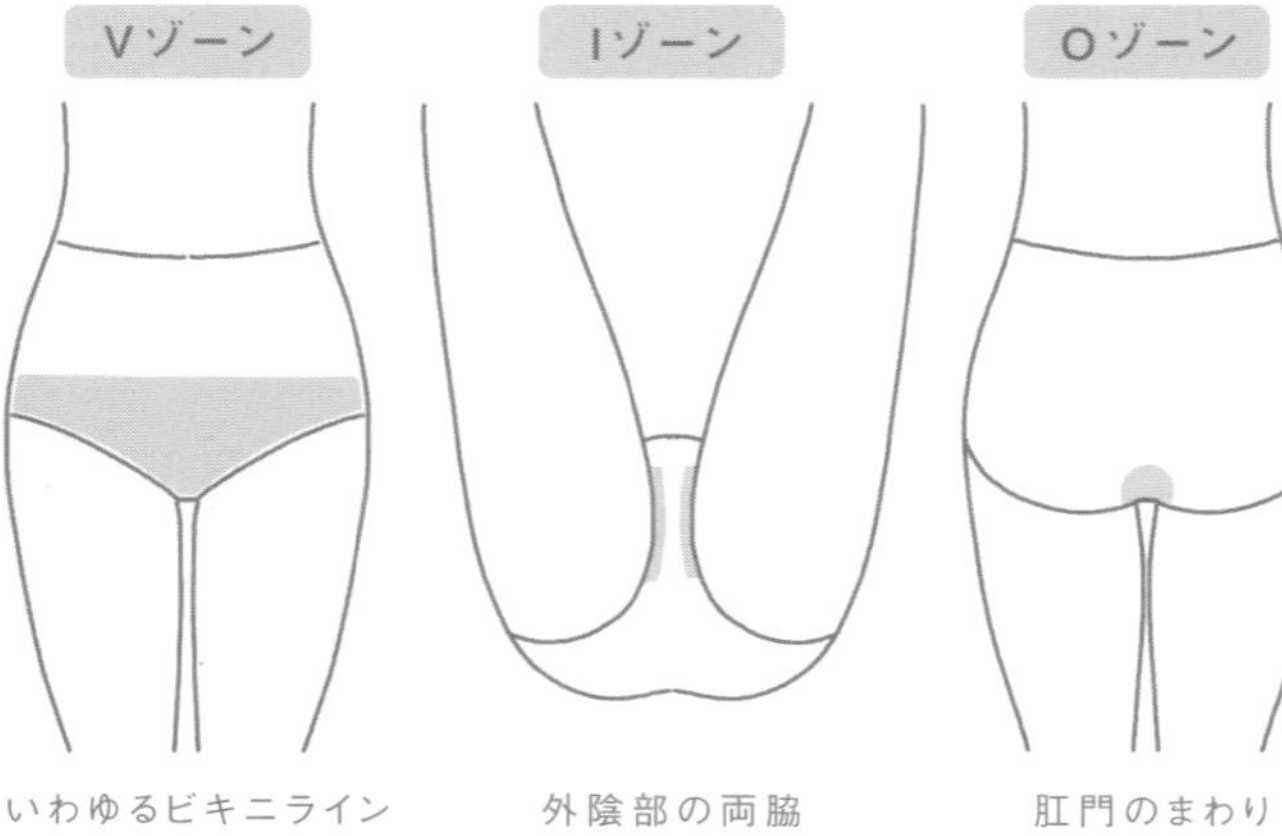

近年、アンダーヘアの脱毛、いわゆるVIO脱毛が話題となっています。

VIO脱毛をすることで、自己処理の手間が省け、デリケートゾーンの蒸れやニオイを防ぎ、清潔に保つことができます。若い女性に人気ですが、出産、介護に備えて行う人も増えています。

婦人科で行う医療脱毛は、エステや一般の脱毛クリニックには備わっていない「内診台」を用いるため、術者も視野が広く取れて、施術がやりやすくキレイに処理できるという絶大なメリットがあります。もちろん患者さんの痛みや施術時間も短縮できます。

PART

4

更年期～老年期の悩み・不安

この章では、
主に更年期症状の悩みや
不安についてご紹介します

「閉経」ってどんな状態のことをいうの？

閉経については本書ですでに何度か触れていますが、卵巣機能の低下により女性ホルモン（エストロゲン）が減少することで、生理が完全に止まった状態をいいます。

多くの人は45～55歳に閉経を迎えますが、これも個人差があり、もっと早く40代前半で迎える人もいれば、60歳近くまで生理がある人もいます。

生理はあるときを境にピタッと止まるわけではなく、徐々に周期が短くなったり、飛び飛びになったりして、最後に周期に乱れが生じていって閉経します。

経血量も少なくなったり、だらだらと長く続いたり、逆に大量に出血することも。これは子宮内膜がうまくはがれずに厚くなりすぎて、これがあるとき一気にはがれて起こる現象です。

いずれにしても最終の生理から1年以上生理がなければ閉経したと考えられます。

そしてこの閉経の前5年、後5年、合計10年間の期間を「更年期」と呼びます。50歳すぎに閉経する人が大部分とすると、一般的には45～55歳くらいの時期が更年期に当たると考えます。

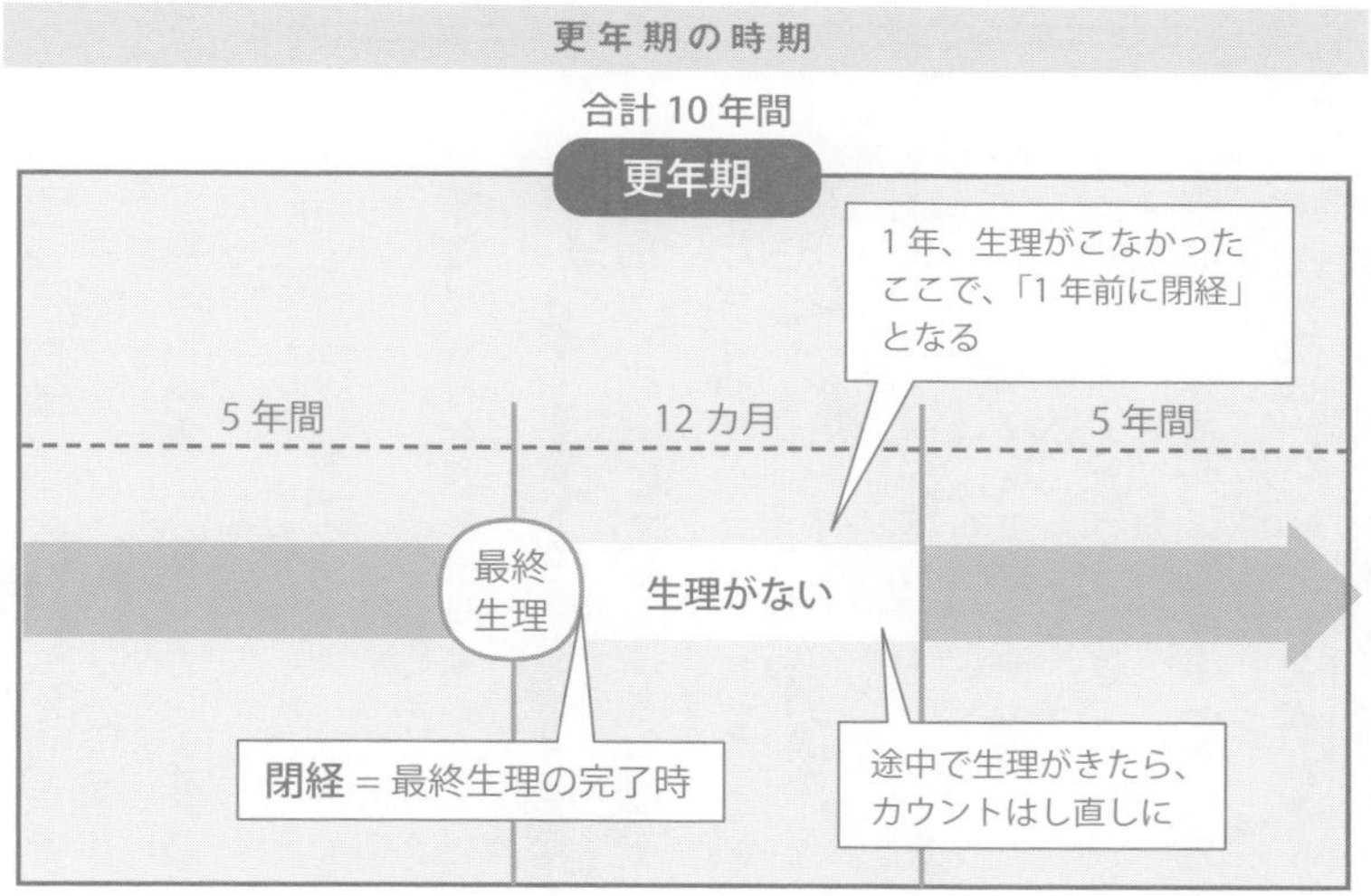

◎更年期にからだに起こること

更年期の10年間はホルモンや自律神経のバランスが乱れるため、生理の異常だけでなく、さまざまな症状が現れます。まったく気づかない人、ごく軽い症状で済む人もいる一方で、日常生活に支障をきたすほど重い症状が出ることもあります。これを「更年期障害」と呼びます。

更年期の症状が本格的に出始めるのはだいたい40代後半ぐらいです。閉経になったかどうかはホルモン検査（血液検査）でわかります。閉経前後の10年間を更年期と呼びますが、閉経は更年期の通過点といえます。

◎更年期障害にはどんな症状があるの？

更年期障害は大きく分けると血管運動神経症状、身体症状、精神症状の3つがあります。

更年期障害の症状

○血管運動神経症状：エストロゲンの減少によって血管運動神経（血管の収縮や拡張をコントロールしている自律神経）が乱れることによって起こります。

↓症状……顔のほてり・ホットフラッシュ、動悸・息切れなど

○身体症状：加齢やエストロゲンの減少によって関節の組織や筋力が衰えて、動きが悪くなったり、痛みが出たりするものです。疲れやすくもなります。

↓症状……易疲労感・めまい・動悸・頭痛・肩こり・腰痛・関節痛・足腰の冷えなど

○精神症状：エストロゲンが低下して自律神経が乱れると、幸せホルモンといわれる「セロトニン」が不足し、さまざまな精神症状を引き起こします。

↓症状……不眠・イライラ・不安感・抑うつ気分など

更年期障害かどうか自身でセルフチェックができるので、左の表で確認してみましょう。

更年期障害セルフチェックリスト

ご自身の症状に当てはまる点数を右側に記入しましょう。
更年期障害かどうか、確認することができます。

症状		症状の程度				点数
		強	中	弱	無	
1	顔がほてる	10	6	3	0	
2	汗をかきやすい	10	6	3	0	
3	腰や手足が冷えやすい	14	9	5	0	
4	息切れ、動悸がする	12	8	4	0	
5	寝つきが悪い、眠りが浅い	14	9	5	0	
6	怒りやすい、イライラする	12	8	4	0	
7	クヨクヨする、憂うつになる	7	5	3	0	
8	頭痛、めまい、吐き気がよくある	7	5	3	0	
9	疲れやすい	7	4	2	0	
10	肩こり、腰痛、手足の痛みがある	7	5	3	0	
11	トイレが近い、尿漏れがある	10	6	3	0	
12	膣や尿道がヒリヒリする、性交痛がある	10	6	3	0	
			合計点			

【点数の評価】

■ 0~25 点：異常なし　■26~50 点：食事や運動などを見直し

■51~70 点：婦人科を受診しよう　■71~90 点：計画的な長期の治療が必要

■91 点以上：精密検査に基づく長期治療が必要

※上記の指数はあくまでもひとつの目安です。気になる症状があれば、婦人科の医師に相談を。

更年期障害の治療にはどんなものがあるの？

更年期障害の治療はホルモン補充療法（ＨＲＴ）、プラセンタ療法、漢方、低用量ピルなどが用いられます。

一般的にはホルモン補充療法（ＨＲＴ）が最も多く用いられますが、患者さんの希望や既往症も併せて考えながら治療方針を決めていきます。

また、うつや不安など精神症状が強い場合は、抗うつ薬や抗不安薬などを使用する場合もあります。

◎気を付けたい「更年期障害と間違えやすい病気」

更年期障害はさまざまな症状があるだけに、非常に重要なポイントとして「本当にその症状が更年期障害で起こっているものなのかどうか」を見きわめる必要があります。

よく「更年期障害で動悸がするんです」と訴えてこられる人がいるのですが、本当にその動悸は更年期障害からきているのかどうかということです。本当は心不全、つまり心臓が悪くて起こっているのかもしれないし、気管支炎からきているものかもしれないのです。

更年期障害と間違えやすい病気

一般的な更年期症状		間違えやすい病気
不正出血	⟷	子宮体がん
汗が止まらない、やせる	⟷	甲状腺機能亢進症（バセドウ病など）
だるい、冷える、薄毛、太る、無気力	⟷	甲状腺機能低下症（橋本病など）
ホットフラッシュ	⟷	薬の副作用
動悸	⟷	貧血、心臓の病気、甲状腺機能亢進症
めまい	⟷	メニエール病、脳の病気
頭痛	⟷	高血圧
落ち込む、イライラする	⟷	うつ病
関節の痛み、腫れ	⟷	関節リウマチ、シューグレン症候群

中でも更年期障害の症状とよく似ているのが「甲状腺の病気」です。

甲状腺のホルモン分泌機能が過剰に高まる「甲状腺機能亢進症」（バセドウ病など）、甲状腺の働きが低下して起こる「甲状腺機能低下症」（橋本病など）は、更年期の時期の女性に起こりやすい病気で、症状も動悸や発汗、ほてり、疲れやすいなど、更年期障害と似ています。

甲状腺の病気との識別は、ホルモン検査や触診で判断できます。

ほかにもうつ病、メニエール病、脳の病気、高血圧、関節リウマチなども更年期障害と間違えやすい病気です。

逆にいえば、これらの病気が否定できた上で初めて、更年期障害の治療に入れるわけです。

◎「ホルモン補充療法（ＨＲＴ）」とは？

ホルモン補充療法（HRT＝Hormone replacement therapy）とは、女性ホルモンの補充（エストロゲン・プロゲステロン）を行うことで、さまざまな症状を和らげるものです。更年期障害の治療では最も多く行われており、当院でも更年期障害の治療方法のメインとなっています。

薬には、飲み薬と貼り薬、ジェル製剤があります。飲み薬は基本的に毎日飲むことが必要であるため、毎日飲むのが苦手な人にはあまり向いていないかもしれません。特に飲み忘れが多いと不正出血などが起こりやすくなりますから、毎日飲むのが得意でない方は貼り薬がいいかもしれません。一方、貼り薬は肌が弱い方や汗をかきやすく取れてしまう方などにはおすすめできません。メリットとデメリットをしっかり確認した上で選択しましょう。

◎気になる副作用は？

副作用は、治療を開始した直後は乳房のハリや痛み、下腹部痛、おりものの増加、不正出血などが見られることがあります。続けていくうちに自然に収まることもありますが、薬の量や種類を調整することで改善する場合もあります。「ホルモン補充療法を受けると乳がんになりやすいのでは」と心配される方がいますが、乳がんについては、閉経後早期に治療を受けてそ

不足するエストロゲンを補うホルモン療法

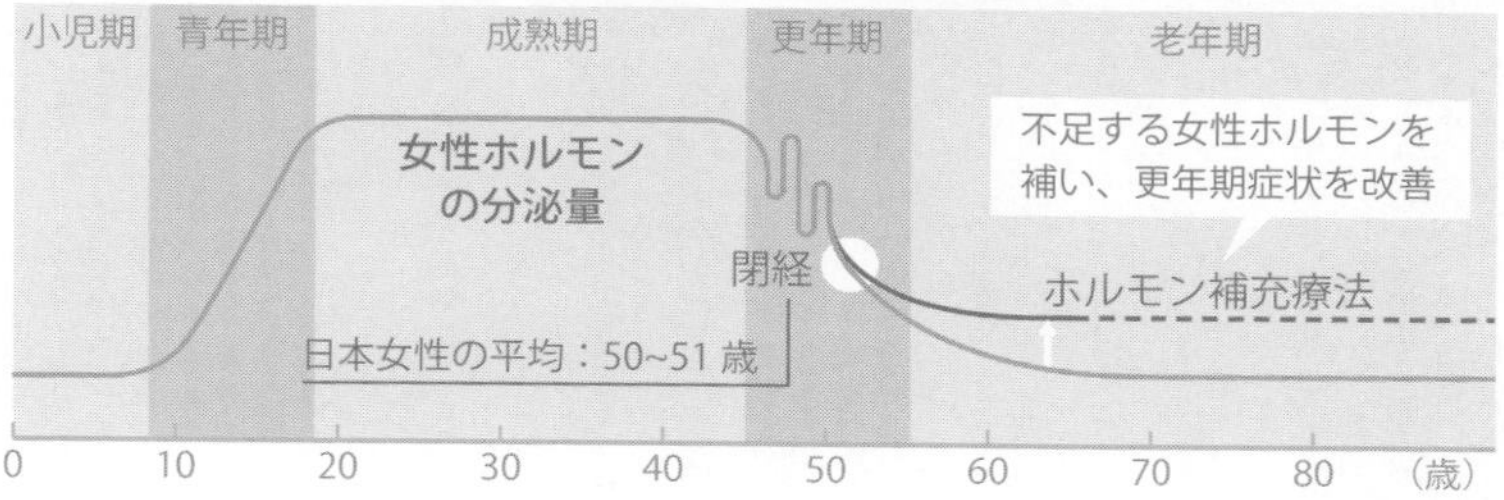

効果が期待される更年期症状	・不眠、イライラ、気分の落ち込み　・ほてり、発汗 ・骨粗鬆症の予防や治療　・手足の関節痛、性交痛

治療が受けられない人	・乳がんになったことがある　・現在、子宮体がんがある ・重度の肝臓病がある　・血栓症になったことがある

の期間が5年未満の場合は、リスクを高めることはないとされています。5年以上治療を続けた場合は、少し増えます。

子宮がんの場合は、エストロゲンにプラスしてプロゲステロンを併用することで子宮体がんの発症率は上昇しません。子宮頸がんには大きく分けて扁平上皮がんと腺がんがあり、扁平上皮がんはホルモン補充療法とは関係しませんが、腺がんは5年以上の使用でリスクが上がったとの報告があります。

一方で、卵巣がんと肺がんについては少し増加させる報告があるようです。

注意点としては乳がんや子宮体がん、静脈血栓症や虚血性脳卒中などの既往歴がある方には使用できないことがあることです（出典：『産婦人科診療ガイドライン 婦人科外来編2017』）。

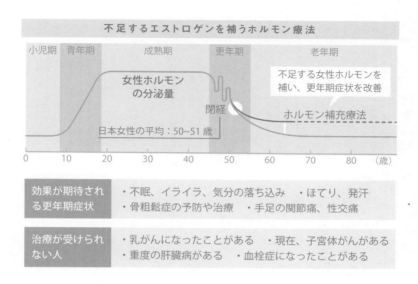

ホルモン補充療法以外の治療は？

ホルモン補充療法以外には、プラセンタ療法や漢方療法などがあります。

◎美容効果もある「プラセンタ療法」

プラセンタ注射は国内の安全なヒト胎盤を原料として作られた注射薬で、多種のアミノ酸を含有しています。更年期のさまざまな症状の緩和のほか、肝炎、胃潰瘍、肩こり、不眠、花粉症などいろいろな症状に効果があることがわかっています。また、美容的効果、アンチエイジング効果もあります。

ホルモン製剤ではないため、ホルモン療法が使用しづらい症例でも使用できる可能性があります。一方、注射薬なので痛みに弱い方や定期的な通院が難しい方にはあまり向きません。回数は月に15回までが保険適応の範囲となります。プラセンタ開始後の2カ月くらいは週に2回がおすすめとされますが、無理に通う必要はありません。ご自身のペースで続けていただくことが大事です。

◎ほかの治療がNGな人も使える「漢方療法」

漢方薬はホルモン療法やプラセンタが使用しづらい人にすすめられます。もちろん漢方が希望の方には最初から使用されることもあります。「当帰芍薬散《とうきしゃくやくさん》」「加味逍遥散《かみしょうようさん》」「桂枝茯苓丸《けいしぶくりょうがん》」などが更年期障害に最もよく使われる漢方です。一般的には比較的虚弱体質で痩せ気味、冷え性などがある方には「当帰芍薬散」が向いていると考えられています。一方、不安・不眠などの精神症状を訴える方には「加味逍遥散」を処方し、体力中等度以上でのぼせ傾向にあり、下腹部に抵抗・圧痛を訴える方には「桂枝茯苓丸」が向いています。

◎若い人には低用量ピルも有効

低用量ピルにも更年期障害改善効果が認められます。特にまだ年齢が若く、生理が認められている方であれば、低用量ピルの方が使用しやすいことがあります。

ホルモン補充療法で不正出血が出やすい方など、特にまだ若い方で定期的に生理がきているけれど、更年期的な症状（プレ更年期）が出ているという方などには低用量ピルもおすすめです。

腟から何か出てきた！ これって何？

この状態は、子宮が下がってきて腟から外に出てしまった状態で「子宮脱」といいます。子宮の一部が出てしまう場合もあれば、長さ7センチほどある子宮全部が出てしまうこともあります。

初めてだと「腟から何か出てきた！」とビックリされるかもしれませんが、子宮脱は決して珍しいことではありません。「恥ずかしい」「どこの科で見てもらっていいのかわからない」と悩む方も多いのですが、婦人科で治療できますから安心して受診してください。

ちなみに腟から出てくるのは子宮だけとは限らず、膀胱、直腸、腟など骨盤内の臓器も一緒に出てきてしまう場合もあります。これらをまとめて「骨盤臓器脱」といいます。

◎原因と治療方法

子宮は骨盤の中で骨盤底筋群という筋肉や靭帯などによって支えられていますが、出産や加齢によって骨盤底筋が傷ついたり、ゆるんだりしてしまうと子宮を支える力が弱くなってしまい、子宮脱が起きてしまうのです。出産経験が多い人、重いものを持ったり、踏ん張るような仕事をしている人に多いとされます。

子宮脱は軽度のうちは自覚症状がないか、あっても軽い違和感程度ですが、進行すると腟から出てきた子宮が下着などに触れて出血が起こったり、痛みが出たりすることがあります。尿漏れや頻尿、排便障害が起こることもあります。

主な治療法は手術、リングの挿入などです。

手術療法はさまざまな方法がありますが、ポリプロピレンのメッシュで腟の壁を補強する方法や腹腔鏡下でお腹に穴をあけて腟を引きあげてメッシュを用いて仙骨に固定する方法が主流です。一方、ロボット手術を行う医療機関も増えてきており、患者さんに負担の掛からない手術になってきています。

リングを用いる方法は腟内に「ペッサリー」というリングを挿入して、子宮やそのほかの臓器が下垂してこないように支えるものです。リングのサイズが合うまで調整が必要なこと、また定期的な交換などのメンテナンスが必要なことなどのデメリットもあります。

尿漏れ（尿失禁）が心配です

「尿漏れ（尿失禁）」とは自分の意志とは関係なく、尿が漏れてしまう状態をいいます。40歳以上の女性の4割が経験しているといわれ、悩んでいる人は実に多くいます（出典：日本泌尿器科学会）。

尿漏れにも種類がいくつかありますが、ほとんどの場合は「腹圧性尿失禁」、または「切迫性尿失禁」です。この2つが混合している場合も多くあります。

まず「腹圧性尿失禁」は、お腹に力が入ったときに尿が漏れてしまうもの。咳やくしゃみをしたり、大笑いをしたり、重いものを持ち上げたとき、ジャンプをしたときなど。これは加齢や出産により骨盤底の筋肉が衰えることで起こるものです。

「切迫性尿失禁」は急に尿意をもよおし、トイレに駆け込む前に我慢できずに漏れてしまうものです。漏れが心配で外出がままならないという人もいます。

◎骨盤底筋を鍛えよう

尿漏れは子宮筋腫や子宮脱などの病気が原因になっている場合もありますから、まずは原因を突き止めることが大事です。尿漏れはデリケートな問題だけに「吸水パッド」などを当てて我慢してしまっている人が多いのですが、治療法もありますから、まずは受診することが大事です。

その上で多くの場合に効果が期待できるのが「骨盤底筋トレーニング」です。122ページで紹介するトレーニングを、まずは1日3回（1セット10回）、行ってみてください。

骨盤底筋トレーニング

立った状態

背筋を伸ばし、
足を肩幅くらいに開く

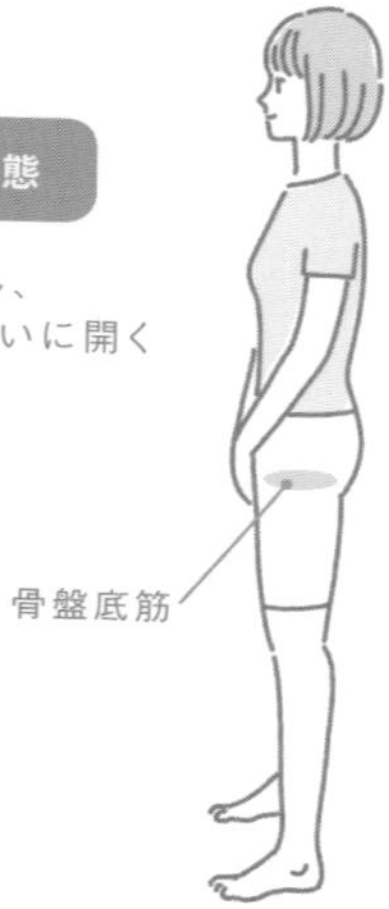

ポイント

どの状態でもやり方は同じ。
息を吐きながら5〜10秒ほど
骨盤底筋を引き締めたら、
息を吸いながらゆっくりと、
骨盤底筋を緩めましょう。

座った状態

背筋を伸ばし、
骨盤を立てて椅子に座る

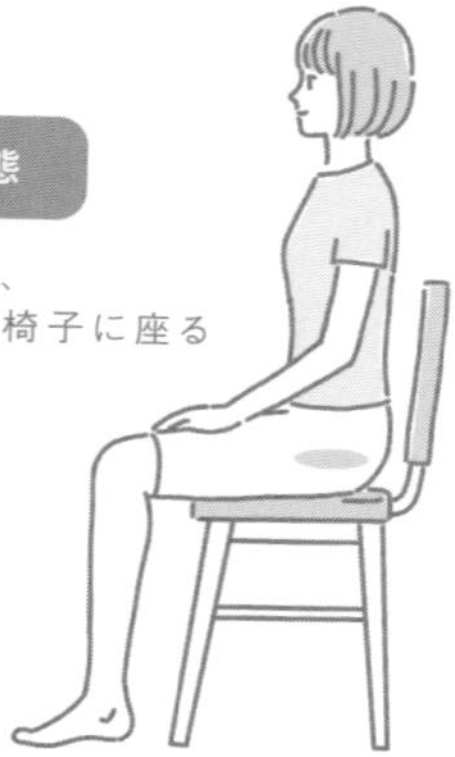

仰向けの状態

仰向けになり、両膝を立てる

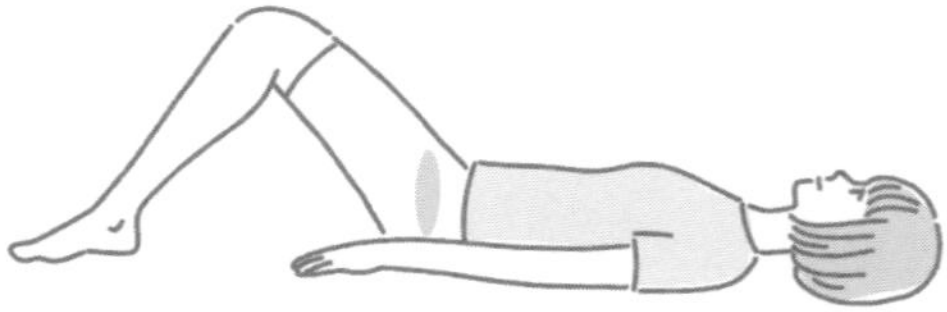

・膣を引き上げるイメージで骨盤底筋を引き締めよう！
・まずは、1セット10回を1日3セット、2カ月ほど続けてみよう。

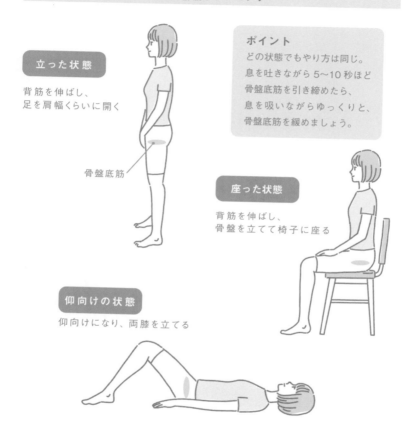

COLUMN 5

更年期に起こりやすい「睡眠時無呼吸症候群」

睡眠時無呼吸症候群は、睡眠中に何度も呼吸が止まったり、呼吸が浅くなったりする病気です。低酸素状態になることで、心筋梗塞や脳卒中などの合併症を引き起こすリスクが高まることも知られています。

この病気は、「太った中年の男性」がなるものというイメージがあるかもしれませんが、顎が小さい日本の女性は痩せている人でも睡眠時無呼吸症候群が多いといわれ、実は更年期にも起こりやすい病気なのです。

睡眠時無呼吸症候群は、睡眠中に空気の通り道である「上気道」が狭くなって起こることが多いのですが、顎が小さいと仰向けに寝たときに舌根が奥に落ちやすく、気道をふさいでしまうことがあるのです。

加齢でのどの筋肉が衰えると、さらに舌の根元が軌道をふさぎやすくなります。「最近、何度も夜中に起きてしまう」「いびきをかいていると言われる」という人は一度、睡眠時無呼吸症候群を疑ってみてもいいかもしれません。

おわりに

女性のための総合的な医療を目指して

本書をお読みいただき、まことにありがとうございます。

大学病院で婦人科腫瘍の専門医としてがん治療に邁進していた私が、縁あって横浜の地に開業し、地域医療に尽力させていただくことになりました。

私にとってみなさんが病気を治し、健康を取り戻すお手伝いができるこの仕事は天職と思っていますが、一方でもっと多くの女性のお役に立てる医療、もっとみなさんに喜んでいただけるサービスを提供できないかと、常に模索を続けてきました。

そこで発想したのが、「はじめに」でも少し触れた「医療＋α」のサービスの提供です。医療を単体でご提供するのではなく、別の医療、あるいはヘルスケアやビューティケアと掛け合わせた「プラスα」の価値を提供していきたいというのが私の構想です。「産婦人科＋医療脱毛」「産婦人科＋訪問診療」「産婦人科＋美容医療」といったように掛け合わせをすることによって、新しいものを生み出し、より質の高い医療が展開できると思っています。

これは私自身が「ナンバーワンになったことがない」という経験からきているものです。子どもの頃から勉強も運動も「そこそこ」できてはいたけれど、トップを取った記憶はありません。医大に進みはしましたが、難関医大ではないし、イベントなどで国立大学の学生と一緒になると超優秀な人ばかりで、自分の能力の限界をひしひしと感じました。

同時に自分は人に仕事を割り振って、気持ちよく作業をしてもらうということが得意だと気づくことができました。いってみればマネジメント役ですが、トップダウンで「あなたはこれね」と押し付けるのではなく、「あなたはこれが得意だから」とうまく持って行くのです。自分がプレイヤーでなくても、みんなの力を生かすことでチームとしてナンバーワン、オンリーワンになれるということをそこで学びました。

もうひとつはアイデア、発想力です。子どもの頃から自分でアイデアを出してそれを実行に移すのが好きでした。医師として特別に能力が高いとはいえなくても、この自分の持てる力をフルに生かして社会に貢献していきたいと思っています。

最終的には婦人科、内科、皮膚科、美容皮膚科、歯科といったメディカルモールだけでなく、美容室やネイルサロン、スパ施設や整体サロンなどを併設した、女性の生活をトータルでサポートできる複合施設をつくるのが夢です。そこはもう発想は無制限で、ゆっくりできるカフェがあって、ファイナンシャルプランナーによる相談窓口、なんなら占いなんかもあってもいいと思っています。

実は婦人科診療をしていると、いろんな悩みを相談されることが多いのです。しかし残念ながらお一人おひとりの話をゆっくり聞いてあげる時間がありません。占い師さんは話を聞くのが上手ですから、そういう部分を受け持ってもらえたらいいんじゃないかと思うのです。「あそこに行けば困ったことは全部解決できる」という場所があれば、婦人科ももっと気軽に受診してもらえるだろうし、定期健診も行くのが楽しみになってくると思うのです。

今後の私の産婦人科医師としての展望ですが、「フェムテック」に介入していきたいと考えています。（フェムテックの詳細は、51ページをご参照ください。）

本書で紹介した「月経カップ」や「吸水型サニタリーショーツ」もフェムテック商品のひとつです。ピルもフェムテック商品ですが、もっと手軽にみなさんの手元に届けられるサービスも考えられるはずです。先端技術を取り入れることで、どんな医療サービスを提供できるか、未来に向かって発想やアイデアは尽きません。

私は子どもの頃からどうも自分のために頑張ることが苦手で、大学病院時代はなかなか論文を書けませんでした。書けば出世できるのですが、そういうことにあまり興味・関心が持てなかったのです。でも後輩の論文を手伝ってあげることは好きでした。自分が喜ぶより人に喜んでもらうことの方が好きなのかもしれません。人のためとなるといくらでもがんばれるし、人を喜ばせるためなら無限にアイデアが湧いてくるから不思議です。

今後も女性が健康で楽しくより良い人生を送るために、自分の人生を捧げていきたいと思っています。

参考文献

『からだのことがよくわかる女性の医学』
野田順子 監修、石河亜紀子・土屋真弓・相良洋子 著／池田書店

『50歳からの婦人科 こころとからだのセルフケア』
松峯寿美 監修／高橋書店

『生理トラブル・尿もれ・更年期障害 10万人の患者を診た女性医療クリニック院長が教える 女性のからだの不調の治し方』
関口由紀 著／徳間書店

女性《じょせい》が体《からだ》の不調《ふちょう》を感《かん》じたら、まずは婦人科《ふじんか》へGO

2023年11月29日　初版第1刷

著　者 ―――――― 吉岡範人《よしおかのりひと》
発行者 ―――――― 松島一樹
発行所 ―――――― 現代書林
〒162-0053　東京都新宿区原町3-61　桂ビル
TEL／代表　03(3205)8384
振替00140-7-42905
http://www.gendaishorin.co.jp/
ブックデザイン ―――― 岩永香穂(MOAI)
イラスト ―――――― にしだきょうこ(ベルソグラフィック)
図　表 ―――――― 宮下やすこ
編集協力 ―――――― 高橋扶美・堺ひろみ

印刷・製本：広研印刷(株)
乱丁・落丁本はお取り替えいたします。

定価はカバーに
表示してあります。

ISBN978-4-7745-1980-7 C0047